E. Engelke, I. Marx

?atienten erreichen

Ernst Engelke, Irene Marx

Patienten erreichen

Gesprächsführung für Ärzte und Pflegekräfte

ELSEVIER

Elsevier GmbH, Bernhard-Wicki-Str. 5, 80636 München, Deutschland
Wir freuen uns über Ihr Feedback und Ihre Anregungen an kundendienst@elsevier.com

ISBN 978-3-437-45267-3
eISBN 978-3-437-05045-9

1. Auflage 2022

Bibliografische Information der Deutschen Nationalbibliothek
Die Deutsche Nationalbibliothek verzeichnet diese Publikation in der Deutschen Nationalbibliografie; detaillierte bibliografische Daten sind im Internet über https://www.dnb.de abrufbar.

22 23 24 25 26 5 4 3 2 1

In ihren Veröffentlichungen verfolgt die Elsevier GmbH das Ziel, genderneutrale Formulierungen für Personengruppen zu verwenden. Um jedoch den Textfluss nicht zu stören sowie die gestalterische Freiheit nicht einzuschränken, wurden bisweilen Kompromisse eingegangen. Selbstverständlich sind **immer alle Geschlechter gemeint.**

Planung: Barbara Schweighofer, München
Projektmanagement und Herstellung: Marion Kraus, München
Redaktion: Christel Hämmerle, München
Satz: STRAIVE, Puducherry/Indien
Druck und Bindung: Drukarnia Dimograf Sp. z o. o., Bielsko-Biała/Polen
Umschlaggestaltung: SpieszDesign, Neu-Ulm
Titelfotografie: © colourbox.de

Aktuelle Informationen finden Sie im Internet unter **www.elsevier.de**

Vorwort

Uns Menschen aus dem Gesundheitswesen scheint die Professionalität im Weg zu sein. Das merken wir immer erst, wenn wir anderen Menschen *wirklich* begegnen. Wir haben gelernt: Unser Blick muss sich immer dem Bedürftigen und Kranken zuwenden. Dabei agieren wir professionell als Arzt oder Pflegekraft, aber ohne Kontakt zu unseren inneren Fähigkeiten.

Situationen, wie die nachfolgend wiedergegebene, welche die Journalistin Gabriele von Arnim in ihrem sehr persönlichen Buch über die langjährige Erkrankung und Pflege ihres Ehemannes beschreibt, sind im Krankenhaus an der Tagesordnung: Ihr Mann wird in die Reha verlegt. „Wo uns die Ärztin mit den Worten begrüßt, dass hier natürlich alles passieren könne, eine neue Einblutung, ein Infarkt, Herzstillstand, Sekundentod. Da, sagt sie zufrieden, da kann man dann nix mehr machen (…) auch wenn man Privatpatient sei, fügt sie süffisant hinzu, und vom Chef besucht werde.“ [1]

Es ist nur ein Beispiel und dennoch beispielhaft für den Alltag von Kranken und pflegenden Angehörigen: Die Ärztin agiert aus einer Professionalität heraus und wirkt dabei kalt und ungeschickt. Der Patient ist im Zweifel gar nicht in der Lage zu agieren. Er ist ausgeliefert. Um ihn geht es aber. Die Ehefrau ist in einer Ausnahmesituation zwischen Emotion und Ratio, bedürftig und fordernd zugleich.

Wie das alles in Sekunden wahrnehmen, wie handeln? Professionell fachlich und empathisch bleiben? Wahrhaftig sein und gleichzeitig nicht die Hoffnung nehmen?

In unserem Buch versuchen wir, mit einem freundlichen Blick auf alle Seiten vielschichtiger Situationen, wie es die Begegnungen von Ärzten und Pflegekräften mit Patienten sind, eine Brücke zwischen den Mitwirkenden zu schlagen.

Wir bieten konkrete, alltagstaugliche Möglichkeiten an, Gespräche mit Patienten und Angehörigen zu führen. In kurzen Kapiteln schärfen wir den Blick für Situationen, in denen Ärzte und Pflegekräfte täglich stecken. Unser Ziel: Als Ergebnis sollte eine Tasche mit Instrumenten gefüllt sein, mit einer Auswahl von Möglichkeiten der Gesprächsführung, und – so paradox es klingt – Sicherheit bieten im Umgang mit Unsicherheit bei sich selbst und beim Gegenüber.

Würzburg und Frankfurt,
im Oktober 2021

Prof. Ernst Engelke, Dr. Irene Marx

[1] von Arnim 2021, S. 59

Benutzerhinweise

FOKUSSIERUNGSMODELL

Hier sind beispielhafte Situationen aufgeführt, die deutlich machen, welche verschiedenen Möglichkeiten es aus Sicht des Fokussierungsmodells gibt, das Gespräch mit dem Patienten zu führen.

Fehler gefunden?

https://else4.de/978-3-437-45267-3

An unsere Inhalte haben wir sehr hohe Ansprüche. Trotz aller Sorgfalt kann es jedoch passieren, dass sich ein Fehler einschleicht oder fachlich-inhaltliche Aktualisierungen notwendig geworden sind.

Sobald ein relevanter Fehler entdeckt wird, stellen wir eine Korrektur zur Verfügung. Mit diesem QR-Code gelingt der schnelle Zugriff.

Wir sind dankbar für jeden Hinweis, der uns hilft, dieses Werk zu verbessern. Bitte richten Sie Ihre Anregungen, Lob und Kritik an folgende E-Mail-Adresse: kundendienst@elsevier.com

Inhaltsverzeichnis

Einführung

Wir alle kennen es: Worte, die dem Kranken hätten helfen können, wurden nicht ausgesprochen. Der Kranke hatte Erwartungen an den Arzt, der sich Mühe gab, jedoch in allgemeinen Floskeln verharrte. Die Pflegekraft wollte die Kranke wohlmeinend ermutigen und wurde schroff abgewiesen. Das signalisiert einen Mangel: Wir wissen oft nicht, was wir tun oder sagen sollen, obwohl Zuhören und die passenden Worte gerade jetzt so dringend nötig wären. Wir, das sind alle, die mit kranken Menschen zu tun haben, vornehmlich Ärzte und Pflegekräfte, aber auch Frauen und Männer anderer helfender Berufe wie Physiotherapeuten, Psychotherapeuten, Psychologen, Seelsorger, Sozialarbeiter und Hebammen und selbstverständlich Verwandte, Freunde und Besucher der Kranken.[1] In den folgenden Ausführungen konzentrieren wir uns zwar auf die Gespräche von Ärzten und Pflegekräften mit Patienten, gehen aber davon aus, dass unsere Ausführungen auch für die Angehörigen der genannten Berufe, die mit Patienten sprechen, hilfreich sind.

Ärzte und Pflegekräfte haben oft wenig Zeit und Ruhe für Gespräche mit Patienten. Eine der größten Schwierigkeiten besteht zudem darin, dass sie für ihre Gespräche mit kranken Menschen und deren Angehörige nicht oder kaum ausgebildet sind. Ihnen fehlen schlichtweg die Worte. Viele fühlen sich auf dem Gebiet unsicher und vermeiden Situationen, in denen Schwer- oder Unaussprechliches zur Sprache kommen könnte. Und doch sind sie Tag für Tag gefordert, hilfreiche, oft auch umwälzende oder niederschmetternde Gespräche zu führen. Gut fundiert ist die Erkenntnis, dass Gespräche mit Patienten wie ein Placebo, aber auch wie ein Nocebo wirken können.

Wo immer Menschen reden, sprechen sie nicht nur über etwas, sondern immer auch miteinander. Sie begegnen sich, nehmen eine Beziehung zueinander auf, tauschen Gefühle und Erwartungen miteinander aus. Zu unterscheiden sind die Inhalts- und die Beziehungsebene eines Gesprächs. Im Gespräch sagt der Kranke beispielsweise fast beiläufig: „Es zieht!" Auf der Inhaltsebene macht er eine Aussage über Luftströmungen, die gegenwärtig im Raum herrschen. Auf der Beziehungsebene – und das versteht der Hörer sofort – bringt er zweierlei zum Ausdruck: Dass der Sprecher sich gestört fühlt und dass er vom anderen erwartet, die Tür zu schließen. Was auf der Inhaltsebene ein Aussagesatz zu sein scheint, ist auf der Beziehungsebene ein Imperativ oder ein Appell. Ein Gesprächspartner wird umso kompetenter sein, je mehr er von der Situation versteht, in der gesprochen wird.

Kommunikationstheoretiker und Psychologen haben zahlreiche Theorien, Modelle und Methoden für die Kommunikation entwickelt[2]. Die Kommunikationstheorien muss man nicht unbedingt kennen, wohl aber alltagstaugliche Modelle und Methoden der Kommunikation, um in der Lage zu sein, Gespräche bewusst zu organisieren und zu führen. Modelle der Kommunikation sind nötig, um sich Zusammenhänge und Abläufe der

---

[1] Zur geschlechtergerechten Sprache: Wir trennen zwischen dem grammatikalischen und dem natürlichen Geschlecht. Aus dem Grund verzichten wir auf Doppelformen wie Ärzte-/-innen und sprechen z. B. von Ärzten, wenn Ärztinnen und Ärzte gemeint sind. Wenn das natürliche Geschlecht gemeint ist, wählen wir die entsprechende Form.

[2] Watzlawick et al. 1974, 1975; Frindte 2001; Zimbardo, Gerrig 2004.

Gespräche vorstellen zu können. Methoden der Kommunikation sind erforderlich, um Begegnungen mit Kranken situationsgerecht gestalten zu können.

Wir differenzieren in unserem Buch zwischen Schwerkranken, Sterbenskranken und Sterbenden. Bei Schwerkranken ist das Leben durch die Erkrankung oder Verletzung nicht gefährdet. Bei Sterbenskranken ist das Leben durch ihre Erkrankung bedroht; sie sind aber noch nicht sterbend. Bei Sterbenden sind es nur noch wenige Stunden oder Tage bis zu ihrem Tod.

Die Kommunikation von gesunden und kranken Menschen wirkt mitunter wie das Spiel eines Schachspielers und eines Damespielers an ein und demselben B(r)ett. Beide spielen nach ihren eigenen Regeln – und aneinander vorbei. Der Gesunde, in der Metapher der Schachspieler, verfügt über einen König, eine Dame, zwei Türme, zwei Läufer, zwei Springer und acht Bauern. Die Figuren können vorwärts und rückwärts bewegt werden, sie können laufen und springen. Alle Felder des Brettes können genutzt werden. Der Damespieler, in der Metapher der Kranke, hat dagegen nur flache, runde Steine, schwarz oder weiß. Nutzen darf er nur die dunklen Felder des Brettes. Die Steine darf er jeweils nur ein Feld in diagonaler Richtung und auch nur vorwärtsbewegen. – Wie kann da ein Zusammenspiel entstehen? Wer muss sich nach wem richten, damit sie sich verständigen (können)? Der Kranke nach dem Gesunden? Der Gesunde nach dem Kranken?

Was möchten wir mit diesem Buch erreichen? Wir möchten Sie, liebe Leserinnen und Leser, entlasten, indem wir alltagstaugliche Wege und Möglichkeiten aufzeigen, Gespräche mit Patienten kreativ, effektiv und situationsgerecht zu führen. Wir möchten Sie anregen, Ihre Fähigkeiten in der Gesprächsführung weiter zu entwickeln, indem Sie Ihre Begabungen und Fertigkeiten trainieren. Und wir möchten Sie ermutigen, Ihrer eigenen Wahrnehmung zu trauen, wahrhaftig zu sein und Ihre Gesprächsführung zu beleben.

In welchem beruflichen Kontext schreiben wir dieses Buch?

Ich, *Ernst Engelke,* engagiere mich seit fast 50 Jahren in der Hospiz- und Palliativbewegung. Nach meinen Studien in Theologie und Psychologie war ich als Klinikseelsorger und Professor für Soziale Arbeit tätig. In zwei Drei-Monats-Kursen im Rahmen des Clinical Pastoral Training sowie in Weiterbildungen in klientenzentrierter Gesprächsführung nach Carl Rogers, in Verhaltenstherapie sowie Gruppenpsychotherapie, ebenso im Stegreifspiel und Psychodrama habe ich meine fachlichen Grundlagen für die Kommunikation mit Patienten erworben. Gelernt habe ich von den Patienten. In den letzten 20 Jahren habe ich in der Palliativakademie des Juliusspitals in Würzburg Kommunikation unterrichtet. Dabei habe ich mit mehr als 1.200 Ärzten und 700 Pflegenden deren palliativmedizinische Fälle besprochen und mit ihnen in Stegreifspielen Gespräche mit Patienten trainiert.

Und ich, *Irene Marx,* bin Fachärztin für Urologie und war 14 Jahre klinisch tätig. Vor meinem Medizinstudium habe ich Theaterwissenschaft und Neue Deutsche Literatur studiert. Über die Psychosomatik kam ich zur Palliativmedizin. Seit zwei Jahren arbeite ich als Palliativmedizinerin in einem SAPV-Team in Frankfurt und habe damit das Skalpell gegen ein Instrument eingetauscht, das zu beherrschen ich als Ärztin für wichtiger erachte als jedes andere: die angemessene Kommunikation mit Menschen. Die Krankheit des Patienten tritt am Lebensende in den Hintergrund und der Mensch wird in seiner Gänze wahrgenommen. Mir ist wichtig, dass Ärzte lernen, ihren Patienten dieses Würdeerleben schon viel früher zuzugestehen, bei der Morgenvisite, beim Erstgespräch, bei Diagnoseeröffnung und nicht erst, wenn es schon fast zu spät ist.

Nun stellen wir Ihnen unsere Erfahrungen und das Gelernte zur Verfügung. Wir hoffen dazu beizutragen, dass Sie in den Begegnungen mit Patienten und Angehörigen Ihren ganz persönlichen Weg finden. Und wenn Sie im täglichen Umgang mit kranken und bedürftigen Menschen auch Ihre eigenen Bedürfnisse erkennen und beachten, hätten wir mit unserem Buch viel erreicht und würden uns darüber freuen.

KAPITEL

1 Sprache als Medium

1.1 Reichtum und Vielfalt unserer Sprache

Was wir hören, was wir lesen, wie wir sprechen, wie wir schreiben: Nichts formt uns und bewegt uns mehr, nichts bereichert uns mehr, nichts prägt unsere Rolle unter den Menschen stärker als unser Umgang mit Sprache. Unsere Sprache ist unsere Visitenkarte. Begriffe bilden, Ideale aufstellen und mit ihnen die Wirklichkeit verändern: Das ist, weit über die Verständigung hinaus, die wichtigste Leistung der Sprache.[1]

Der Reichtum und die Vielfalt einer Sprache bemisst sich letztlich daran, was man an Gedanken und Gefühlen, Verboten und Wünschen mit ihr auszudrücken vermag. Das hängt zum einen davon ab, über welche Ausdrucksmittel die Sprache verfügt, und zum andern davon, wie die Sprecher mit diesen Mitteln umgehen, wenn sie bestimmte Inhalte auszudrücken versuchen.

Das Deutsche ist eine der bedeutendsten Kultursprachen der Welt, und wie alle Sprachen verändert es sich ständig. Der Wandel zeigt sich in einer zunehmenden Differenzierung in einzelne Spielarten, je nachdem, wer wann und wo mit wem und mithilfe welchen Mediums über welches Thema kommuniziert.[2]

Die heutige deutsche Sprache in ihrer Gesamtheit ist ein überaus komplexes Bündel sich vielfach überschneidender sprachlicher Varianten, von denen einer, der „Standardsprache“ (oder „Hochsprache“), eine besondere Bedeutung zukommt: Sie ist das Ergebnis von Angleichungen und expliziten Normierungen; es ist die Sprachform, die eine übergreifende Verständigung sicherstellen soll und die daher in der Schule gelehrt wird. Darüber hinaus lebt die Sprache in verschiedenen Spielarten: In Dialekten, Regionalsprachen, Fachsprachen, als Sprache der Jugendlichen, Sprache von Migranten, Internetsprache, gesprochene Alltagssprache sowie als Sprache der Kranken, Trauernden und Sterbenden.[3]

Fachsprachen sind das Mittel einer optimalen Verständigung über ein Fachgebiet unter Fachleuten. Sie sind gekennzeichnet durch einen spezifischen Fachwortschatz und spezielle Normen für die Auswahl und Verwendung des Fachwortschatzes. Fachsprachen sind keine eigenständigen Sprachen, sondern enthalten immer allgemeinsprachliche Elemente.

Ärzte lernen und sprechen eine eigene medizinische Fachsprache[4]. Genauigkeit bei der Wahl medizinischer Fachbegriffe ist im klinischen und ambulanten Alltag mitunter lebensentscheidend. Neben den „klassischen“ Sprachen Latein und Griechisch beinhaltet

---

1 Schneider 2012, S. 4

2 Klein 2017

3 Deutsche Akademie für Sprache und Dichtung/Union der deutschen Akademien der Wissenschaften (Hrsg.) 2017

4 Karenberg 2011

die moderne medizinische Fachsprache Elemente aus dem Englischen sowie zahlreiche Abkürzungen, Akronyme oder Eponyme, deren Kenntnis zum Verstehen der Sprache notwendig ist. Vor allem die zahlreichen Abkürzungen (z. B. AZ für Allgemeinzustand), die aus den Anfangsbuchstaben mehrerer Wörter gebildeten Wörter (z. B. das Akronym „Aids") und die Fachbegriffe, die auf einen Personennamen zurückgehen (z. B. das Eponym „Röntgen"). Zudem bevorzugen Ärzte lateinische Redewendungen und Ausdrücke (z. B. „primum nil nocere" oder „ante portas") und Amerikanismen (z. B. „outcome" statt Krankheitsausgang oder „compliance" statt „konformes Mitwirken").

Die Pflege ist noch mehr als die Medizin ein Sprachberuf. Allein durch die ständige Präsenz und Nähe zum Patienten sind Pflegekräfte die ersten und häufigsten Ansprechpartner der Patienten und auch der Angehörigen. In der Pflege geschieht eigentlich nichts ohne sprachliche Begleitung. „Insgesamt besteht die Pflegesprache aus einem Mixtum aus Medizin-Latein, Anleihen aus Disziplinen wie Psychologie oder Pädagogik und vor allem aus der Alltagssprache, daneben finden sich zahlreiche Modernismen."[5] Ein ausgeprägter Fachjargon erleichtert die Kooperation und Kommunikation.

Neben der gesprochenen Sprache hat das geschriebene Wort einen hohen Stellenwert in der Dokumentation. Sie nimmt oft einen weit größeren Anteil im Alltag ein, als es allen Beteiligten lieb ist. Die Akte des Patienten ist ein von vielen Autoren gepflegtes Journal der täglichen medizinischen und pflegerischen Verrichtungen am Patienten, seines Befindens und Interpretationen seines Befindens. Die Dokumentation dient juristischer Nachvollziehbarkeit der Behandlungsabläufe, aber auch der Kommunikation aller Kollegen untereinander; und darin zählt buchstäblich jedes Wort.

Ärzte und professionelle Pflegekräfte müssen sich berufsbedingt untereinander verständigen. Das gelingt. Denn beide Berufsgruppen sprechen und verstehen „Medizin". Müssen ihre Patienten auch „Medizin" verstehen und sprechen? Das „Medizin" der Ärzte und der Pflegekräfte ist für Patienten eine Fremdsprache. Müssen Patienten sie lernen?

Eigentlich ist es keine Frage: Ärzte und Pflegekräfte haben sich der Sprache und dem Sprechvermögen der Patienten und ihrer Angehörigen anzupassen[6]. Manche unter ihnen sprechen jedoch bewusst eine Sprache, die von den Kranken und ihren Angehörigen ausdrücklich nicht verstanden werden soll. Parallel dazu bemühen sie sich auch nicht, die Sprache der Kranken zu verstehen und aufzugreifen. Das bedeutet: Die Verständigung wird bewusst verweigert, um z. B. nicht zu viel Zeit beim Patienten zu verlieren. Für uns ist das ein Ausdruck einer industriell auf „Effizienz und Outcome" getrimmten Medizin und verstößt sowohl gegen die Würde der Kranken als auch der Ärzte und Pflegekräfte.

Unsere deutsche Alltagssprache ist reich und bietet unendlich viele Möglichkeiten, das Leben und die Welt in Worte und Sätze zu fassen, auch Kranksein, Leiden, Sterben und Trauern. Doch nur wer seine Sprache wirklich kennt, kann ihren Reichtum auch nutzen. Die Literatur über diese Grenzsituationen bezeugt diesen Reichtum. Die Autoren geben Sprach- und Lebensunterricht. Sie helfen vielen Menschen dabei, mit dem eigenen Kranksein, Leiden, Sterben und Trauern zurecht zu kommen. Weil diese Bücher begreiflich machen, dass auch andere dem ausgeliefert sind und dass sie irgendwie damit fertig werden müssen.[7]

Einige Beispiele aus der Fülle: In seiner Novelle „Der Tod des Iwan Iljitsch" lässt uns Lew Tolstoi die Tiefe menschlicher Angst vor Krankheit, Sterben und Tod spüren. Ale-

[5] Abt-Zegelin 2009, S. 249

[6] Greenhalgh/Hurwitz 2005; Geisler 2008

[7] Scheuring 2015

xander Solschenizyn beschreibt in seinem Roman „Krebsstation“ das Zusammenleben der Patienten auf einer Krebsstation. Siegfried Lenz schildert in „Der Verlust“, wie ein Journalist seine Sprache verliert. Mitch Albom gibt in „Dienstags bei Morrie. Die Lehre eines Lebens“ Interviews mit seinem an ALS erkrankten Professor wieder. Besonders wertvoll sind natürlich Tagebücher der Autoren, die ihr Leben mit der Bedrohung durch eine Krankheit beschreiben: Maxie Wander öffnet uns ihr Tagebuch „Leben wär' eine prima Alternative“. Fritz Zorn beschreibt seinen Zorn auf seinen Krebs und seine Eltern in „Mars“. Peter Nolls „Diktate über Sterben und Tod“ und „Das Leben ist der Ernstfall“ von Jürgen Leinemann sind Reflexionen Sterbenskranker über das eigene Sterben und den Umgang mit Sterben und Tod in unserer Gesellschaft. Ruth Picardies Ehemann hat nach ihrem Tod die E-Mail-Korrespondenz seiner sterbenskranken Frau „Es wird mir fehlen, das Leben“ veröffentlicht. Robert Gernhardt lässt uns in seinen Gedichtbänden „K-Gedichte“ und „Später Spagat“ an seinem selbstironischen Kampf als Herz- und Krebskranker teilnehmen. Christoph Schlingensief hat sein Erleben als Sterbenskranker täglich auf Band diktiert, daraus entstand „So schön wie hier kanns im Himmel gar nicht sein“. Péter Esterházy hat sein letztes Buch „Bauchspeicheldrüsentagebuch“ im Angesicht seiner schweren Krankheit geschrieben – voll Neugier, Witz und Liebe zum Leben.

In diesen Büchern sind manche Gemeinsamkeiten zu entdecken, aber auch viele Unterschiede im Erleben und Verhalten der Autoren, in jedem Fall enthalten sie jedoch fruchtbare Anregungen für Gespräche mit Patienten.

1.2 Sich ohne Worte mitteilen

Es ist ein Irrglaube zu denken, wenn Menschen nichts sagen, sagen sie nichts. Und wenn sie etwas sagen, teilen sie sich nicht nur mit Worten mit, sondern auch mit dem ganzen Körper und ihren Bewegungen. Manche Patienten können nicht mehr sprechen und auch nicht mehr schreiben. Sie sind ganz und gar auf Körpersprache, Zeichen, Gesten und Mimik angewiesen. Als Element der gesellschaftlichen Sprache gehört nonverbale Kommunikation zu jeder menschlichen Kultur. Die Bedeutung einzelner Gesten und Bewegungen kann von Kultur zu Kultur variieren. Die Glaubwürdigkeit eines Gesprächspartners hängt auch davon ab, ob seine Worte mit seiner Körpersprache übereinstimmen.

Unser Erleben, unsere Emotionen, unsere Haltungen und unsere Wünsche können wir auf vielfältige Weise ohne Worte mitteilen, durch den Gesichtsausdruck, durch Mimik, Gesten, Körperhaltung und -bewegung, Tonfall, Stimmlage, Lautstärke, Rollen der Augen, Berührungen, Geruch, Lachen und Weinen, aber auch psycho-vegetative Äußerungen wie Erröten sowie die äußere Erscheinung durch Kleidung oder Frisur sind Mittel und Wege nonverbaler Kommunikation. Einige Formen können wir geplant und bewusst einsetzen, andere zeigen sich ungewollt und teilbewusst. Die nonverbale Kommunikation macht für den Kontakt etwa 80–90 % aus; der Inhalt des Gesprächs, also Fakten, Zahlen, Daten dagegen nur 10–20 %.[8]

---

[8] Allhoff D., Allhoff W. 2016

Veränderungen am Körper des Menschen wie z. B. starke Gewichtsabnahme oder Haarausfall enthalten meistens auch Mitteilungen. Wir wissen dann, dass unser Gegenüber schwerkrank ist und beispielsweise vermutlich eine Chemotherapie erhält.

Geweint wird bei Freude, Schmerz, Trauer, Klage, Angst, Wut und anderen Emotionen. Weinen ist nicht an eine bestimmte Emotion gekoppelt und geht nicht immer mit Tränenfluss einher. Als Sozialverhalten hat Weinen die Funktion, andere auf sich selbst und sein Befinden, auf ein schreckliches Ereignis aufmerksam zu machen oder vor einer Gefahr zu warnen. Weinen wird von allen Menschen verstanden, da es zusammen mit der dazugehörigen Mimik den Beteiligten eine eindeutige Zuordnung des Verhaltens ermöglicht: Starke Freude, ausgeprägte Trauer oder ohnmächtige Wut. Bei vielen Menschen lösen Tränen Mitgefühl aus.

Nonverbale Signale und nonverbales Verhalten können auf vielfältige Weise, bewusst und unbewusst, durch empathisches Mitfühlen oder Hineinversetzen (innerer Rollenwechsel) entschlüsselt werden. „Die Patientin zupfte dauernd an ihrem Kopfkissen. Es hat lange gedauert, bis ich verstanden habe, dass ich es aufschütteln sollte." „Als ich in das Zimmer trat und der Patient in seinem Bett mir seinen Rücken zeigte, bin ich wieder gegangen. Mir war klar, dass er jetzt keinen Besuch wollte."

Bei der Begegnung mit anderen bilden wir bereits, noch bevor der andere überhaupt ein Wort gesprochen hat, unsere Meinung über ihn. Diese beeinflusst den weiteren Verlauf der Begegnung: Aus Gegebenheiten werden ohne Worte Schlüsse gezogen und Einstellungen gebildet; erklärende Worte sind meistens nicht gefragt. „Als ich ihre verweinten Augen sah, wusste ich, dass auch sie die Wahrheit kannte."

Allerdings besteht bei der nonverbalen Kommunikation leicht die Gefahr, die Zeichen oder das Verhalten falsch zu deuten. Es ist zu einfach, wenn z. B. jemand allein von seiner Armhaltung her als „verschlossen" angesehen wird. Nonverbale Zeichen sind in das Gesamtbild, das ein Mensch abgibt, und in die Situation zu integrieren und von daher sowie aus dem gesamten Kontext zu interpretieren. Sonst stehen Tür und Tor offen für allerlei Vermutungen. Nicht zuletzt ist darauf zu achten, dass die Interpretationen keine eigenen Projektionen sind. Gegebenenfalls muss der Patient danach gefragt werden, was er mit seinem Verhalten sagen will.

Bei nonverbaler Kommunikation spielen auch Nähe und Distanz eine wichtige Rolle. Das gilt in besonderer Weise, wenn Empfindungen durch körperlichen Kontakt ausgedrückt werden (sollen). Die Intensität reicht dabei vom sanften Berühren mit den Fingerspitzen, über Streicheln, Massieren, Umarmen, Küssen bis zum harten Anfassen und Schlagen. Die Gefahr, dass der Körperkontakt mit Menschen, die nach emotionaler Nähe hungern und in Not sind, missbraucht werden kann, ist nicht auszuschließen.

Einige körpersprachliche Signale laufen bei uns teilbewusst ab. Manche Veränderungen unserer Mimik bemerken wir selbst, andere nehmen wir jedoch nicht wahr und können sie auch nicht bewusst einsetzen. Autonome Körperfunktionen wie beispielsweise Schweißbildung, Erröten, Pupillenveränderung oder Puls fallen dem Gegenüber auf, können aber nicht bewusst gesteuert werden. Partiell können wir sie selbst wahrnehmen.

Die gezielte Verwendung von Schmuck, Frisur, Parfum, Lippenstift, Puder sowie sorgfältig ausgewählter Kleidung ist eine Kombination von Mitteln und Wegen bewusster und teilbewusster nonverbaler Kommunikation.

Sich selbst wahrzunehmen, die eigene Attraktivität oder Unzulänglichkeit zu kennen: Das alles erlaubt ein bewusstes Vorgehen und kann gezielt eingesetzt werden, nicht selten, um dadurch andere zu manipulieren und eigene Interessen durchzusetzen. Die ungewöhnlich hübsche Ärztin bittet ihren Direktor lieber von Angesicht zu Angesicht um einen Vorteil für sich, statt mit ihm zu telefonieren. Sie kennt ihre Wirkung auf ihn.

Im Gegensatz zu den teilbewussten Ausdrucksformen nonverbaler Sprache ist es in den bewussten Bereichen der Körpersprache möglich, nonverbale Ausdrucksformen zu erlernen und zu praktizieren. Beispiele hierfür sind das Anlächeln des Gegenübers zur Kontaktaufnahme, das „Pokerface", um Gefühlsregungen zu verbergen, die unterstützende Gestik mit den Händen im Gespräch und der „selbstbewusste Händedruck" eines Mannes.

1.3 Die Welt des Fragens und ihre Magie

Fragen werden gestellt, ergeben sich von selbst oder drängen sich auf. Kranke fragen und werden befragt. Ärzte fragen und werden befragt. Das Leben der Kranken ist infrage gestellt. Ihre Zukunft ist fraglich und ihre Situation ist fragwürdig. Auf Fragen werden Antworten erwartet. Mit Fragen werden Gespräche gesteuert. Das Fragezeichen schließt den Fragesatz ab und zeigt, dass hier noch etwas offen und abzuschließen ist.[9]

Zum Fragen selbst gibt es viele Fragen: Wer fragt? Wer wird gefragt? Was wird gefragt? Mit welchem Ziel, mit welcher Absicht, mit welchem Interesse, mit welchem Recht wird gefragt? Wonach wird gefragt? Wie wird gefragt? Kann man nur nach etwas fragen, das man schon „irgendwie" kennt, von dem man eine Ahnung hat?[10]

Wenn jemand gefragt wird, dann soll er in der Regel etwas von sich mitteilen, manchmal soll er sogar etwas preisgeben, was er bislang verborgen gehalten hat. Manche Fragen bleiben einfach im Raum stehen, so als ob sie an niemanden gerichtet sind. Fragen können belästigen, bedrängen, ermutigen, elektrisieren; sie können absichtsvoll und zielgenau gestellt sein. Menschen werden ausgefragt. Antworten werden hinterfragt.

Man kann fragen, um sich zu orientieren, sich zu vergewissern, seine Neugier zu befriedan, jemanden zu prüfen, zu beschämen oder bloßzustellen. Man kann fragen, um sein Wissen zu vermehren, aber auch, um zu desorientieren und zu verwirren. Existenzielle Fragen entstehen, wenn das Leben bedroht ist. Beim Fragen kann es zu Streit über die Antwort, aber auch über die Zulässigkeit des Fragens kommen. Fragliches kann höchst fraglich werden. Es gibt ausgesprochene Fragen und Fragen, die unausgesprochen im Raum schweben. Auch nonverbale Signale können Fragen ausdrücken.

Fragen können Ausdruck von Macht sein. Derjenige, der fragt, macht sich zum Herrn. Ein Netz von Fragen wird ausgeworfen, um darin jemanden zu fangen, z. B. in einem Verhör. Mitunter haben Kranke das gleiche Empfinden, wenn sie „ausgefragt" werden. Manche Fragen sind „unnötig", andere wichtige Fragen werden nicht gestellt.

Sind Fragen grundsätzlich Ausdruck einer Haltung des Suchens? Nicht unbedingt. Ein alter und bewährter Gaunertrick ist es, durch Fragen und Gegenfragen eigene Positionen zu überspielen und eigene Bekenntnisse zu umgehen.

Manche Fragen legen die Antwort so fest, dass sie keine Freiheit für den Befragten lassen. Die Frage kommt dann als Befehl daher: „Sag mal …" Freiheit ist gegeben, wenn

---

[9] Frisch 1998

[10] Bodenheimer 1984

Fragen nicht beantwortet werden müssen und „Nein, aber …“ gesagt werden kann. Die Weigerung, eine Frage zu beantworten, weist auf Selbstbewusstsein hin, das sich in dem Widersprechen zeigt.

Fragen greifen oft nur das zuletzt Gehörte auf und übergehen das, was zuvor gesagt worden ist. Kritische Fragen bringen es fertig, Widersprüche aufzuzeigen. Fragen provozieren Aussagen, ob etwas so oder anders sein kann. Mit „raffinierten Fragetechniken“ soll z. B. jemand dazu gebracht werden, etwas zuzugeben, was er nicht zugeben will. Bei Zweifeln wird nachgefragt.

Es gibt folgende Fragearten:

- *Offene Fragen (W-Fragen)* beginnen mit Fragewörtern wie wer, was, wann, wie und enden mit dem Fragezeichen. Zum Beispiel: „Wie geht es Ihnen?“ Der Fragende engt seine Frage auf ein bestimmtes Thema ein und erbittet dazu Auskunft. Diese Fragen eröffnen Raum für Berichte, Ausführungen und Erzählungen.
- *Geschlossene Fragen* sind Fragen, die mit Ja oder Nein zu beantworten sind. „Hatten Sie Durchfall?“ Der Fragende will wissen, ob etwas zutrifft. Diese Art zu fragen engt ein, begnügt sich mit Zustimmung oder Ablehnung zum Gefragten. Mit der Antwort „Jein“ wendet der Gefragte ein, dass die Frage nicht mit Ja oder Nein zu beantworten ist.
- *Alternativfragen* geben zwei Sachverhalte an, zwischen denen ausgewählt werden soll. Zum Beispiel: „Haben Sie Schmerzen in der Hüfte oder im Knie?“ Der Fragende möchte wissen, was von seinen Vorgaben stimmt. Eine dritte Möglichkeit wird ausgeschlossen.
- *Fragereihen* sind unter dem Namen „multiple choice“ bekannt. Zum Beispiel: „Ist es A, B oder C? A und B oder C und D?“ So wird bei Prüfungen gefragt, die mit dem Computer ausgewertet werden. Diese Reihen bestehen aus geschlossenen Fragen und Alternativfragen.
- *Suggestivfragen* sind Fragen, mit denen dem Befragten eine gewünschte Antwort nahe gelegt wird. Zum Beispiel: „Ihnen geht es doch schon wieder besser?“ Bei dieser Art zu fragen, geht es eigentlich nur um die Bestätigung des Gefragten.
- Mit *Gegenfragen* versucht der Gefragte der Frage, die ihm gestellt worden ist, auszuweichen. Zum Beispiel: „Wie kommen Sie auf diese Idee?“

Fragende sollten sich stets fragen, ob sie ein Recht haben, so zu fragen, wie sie es tun. Bevor eine Frage gestellt wird, zögern viele Menschen. Sie fragen sich, ob sie eine Frage stellen sollen, dürfen, sie richtig formulieren können. Dabei vergehen oft kostbare Minuten, Stunden, Tage, Wochen und manchmal Jahre und die Fragen werden manchmal nie gestellt.

Folglich gilt: Lieber rechtzeitig fragen. Das Gegenüber hat immer das Recht, die Antwort freundlich zu verweigern. Sich vorzuwerfen oder zu bereuen, die Chance nicht ergriffen zu haben, um Kontakt aufzunehmen, Antworten zu bekommen, Anteilnahme zu zeigen, kann im Nachhinein sehr bedauert werden. Sogar nicht gestellte Fragen können eine Antwort provozieren. Das Gegenüber, das möglicherweise eine Frage wünscht oder gar erwartet, kann das Nicht-Fragen als Abweisung, als Desinteresse, als Arroganz oder Unsicherheit auslegen. Dann, wenn auf eine gestellte Frage nicht mit Worten reagiert wird, ist das nonverbale Verhalten eine Antwort mit einem großen Interpretationsspielraum.

1.4 Die eigene und tiefgründige Sprache der Kranken

Über Berechenbares und Messbares können wir uns leicht verständigen. In Krisen- und Grenzsituationen passen nackte Fakten und Zahlen jedoch nicht so recht, um unser Befinden auszudrücken. Kranke Menschen befinden sich in einer Krisen- und Grenzsituation: Eine Krankheit bedroht ihr Leben. Je gefährlicher die Erkrankung, desto stärker beeinflusst sie ihre Sprache. Tiefgründig geht es in Gesprächen mit Schwer- und Sterbenskranken immer um ihre Ängste und Hoffnungen, ihre Verluste und ihre Trauer; selbstverständlich ganz besonders in den Gesprächen mit ihren Ärzten und Pflegekräften.

Kranken kann es schwerfallen, sich wirklich mitzuteilen. Heute können sie es, morgen können sie es nicht. Bei dem einen öffnen sie sich, bei einem anderen verschließen sie sich. Die Worte „unheilbar", „sterben", „palliativ" und „Tod" gehen niemandem leicht über die Lippen, wenn es um einen selbst geht.

Die Sprache kranker Menschen beeindruckt durch ihre Ehrlichkeit. Ihre Sätze sind geprägt von ihrem Erleben. Insbesondere Sterbenskranke finden für ihre Lage eine ausdrucksstarke Sprache. Sie wählen dafür Bilder und Symbole aus ihrem Alltag, greifen auf herkömmliche Metaphern und metaphorische Vergleiche zurück und entwickeln neue. Zum Beispiel: *„An Krebs zu denken, ist, als wäre man in einem dunklen Zimmer mit einem Mörder eingesperrt. Man weiß nicht, wo und wie und ob er angreifen wird."*[11] Ihre Lebenserfahrungen verdichten sie in kurze Geschichten. Ohne sich zu schonen, beschreiben sie ihre Situation[12].

Kranke wählen Bilder, Symbole, Metaphern und metaphorische Vergleiche und erzählen Geschichten, um mitzuteilen, was so schwer auszusprechen ist. Für gewöhnlich stammen sie aus ihrem Leben. Sie bieten einen Schutz. Die schmerzvolle Aussage wird verschlüsselt. Dadurch wirkt sie nicht ganz so schlimm und kalt wie nüchterne Fakten. Der sterbenskranke Arzt spricht von seiner „letzten Visite", die sterbende Schauspielerin vom „letzten Vorhang, der nun fällt" und der Schriftsteller verschreibt seine „letzte Tinte". Aus dem Lebenskontext erhalten die Bilder und Symbole ihren Sinn. Niemand muss sie in einen „Klartext" übersetzen. Man kann sie einfach so stehen lassen und mitschwingen, mit den Erzählern in ihre Geschichten eintauchen. Kranke spüren selbst die Offenheit und Tiefe ihrer Worte und Sätze. Wer sie zugunsten einer Eindeutigkeit auflösen möchte, wird gezielt danach fragen, was genau jeweils mit dem Gesagten gemeint ist.

Alltagsgegenstände, Handlungen, Geschichten, Schriften oder Zahlen können eine symbolische oder metaphorische Bedeutung bekommen[13]. Schwerkranke wählen z. B. das Kreuz als Symbol für ihr Leiden. Die Sonne wird Symbol für Licht in der Dunkelheit des Lebens, das Wasser für das Leben. Die letzte Jahreszeit steht für das Lebensende. Die aussichtslose Situation wird mit einer „Sackgasse" verglichen. Obwohl Metaphern schon in unserer Umgangssprache eine wichtige Rolle spielen, kennzeichnen auffällige, einprägsame und manchmal auch absichtsvoll rätselhafte oder dunkle Metaphern die Sprache Sterbenskranker: „Eine schwierige Reise steht mir bevor." „Vor mir liegt der dunkle Wald, den ich durchqueren muss." Oft werden die Vergleichsausdrücke „wie" oder „als" gewählt. „Der Krebs in mir ist wie eine Zeitbombe, die jeden Augenblick hochgehen kann." „Die Diagnose hat mich wie ein Lastwagen überrollt."

[11] Wander 2009, S. 18
[12] Prest 1970
[13] Ingensiep, Rehbock 2009

Die Sprache Schwer- und Sterbenskranker ist durch eine eigene „*Metaphorik*" geprägt: Sie spüren täglich, dass ihr Leben bedroht ist. Diese Bedrohung schwingt in ihrer Sprache ständig mit und gibt allen Wörtern und Sätzen ihrer alltäglichen Sprache einen eigenen tieferen Grund. Diese wörtliche und metaphorische Begründung ist den Kranken oft selbst nicht bewusst. Wenn ein Sterbenskranker sagt: „Ich möchte einschlafen", dann kann damit das Einschlafen am Abend und auch das Einschlafen als Metapher für Sterben gemeint sein. Sterbenskranke sagen häufig: „Ich möchte zu Hause sterben." Was ist mit dem „zu Hause" gemeint? Die Wohnung in der Mühlengasse 2a, im 2. Stock? Oder steht „zu Hause" als Metapher für eine angenehme, vertraute Umgebung, die sich der Sterbenskranke für sein Sterben wünscht?

Immer hat man das Problem, die Doppeldeutigkeit – wörtliche und metaphorische Bedeutung – zu verkennen und nur eine Bedeutung zu erfassen, entweder nur die metaphorische oder nur die konkrete, wörtliche Bedeutung aufzunehmen und anzusprechen[14] . Was meint z. B. eine todkranke Patientin genau damit, wenn sie sagt: „Ich habe kalte Füße"? Wünscht sie sich eine Wärmflasche oder möchte sie über ihre Angst vor dem Sterben sprechen? Im Klischee geantwortet: Die Psychoonkologin wird die Angst vor dem Sterben ansprechen und die Pflegekraft ein Wärmkissen holen. Die Patientin wird klären, was sie möchte.

Sterbenskranke erzählen gern Geschichten von schweren Erkrankungen und vom Sterben anderer Menschen. „Ich erinnere mich an den Tod meiner Oma, sie hatte viele Schmerzen." Auf einer tieferen Ebene sprechen sie dabei zugleich auch von sich selbst, ohne das ausdrücklich anzumerken. Das wird offenbar, wenn man zu ihnen sagt: „Das geht Ihnen nahe." Die Erzähler bejahen das für gewöhnlich und bestätigen, dass es ihnen jetzt genau so wie dem geht, von dem sie gerade reden. Die Antwort ist dann oft: „Ja. So möchte ich nicht sterben."

Die Sprache Sterbenskranker ist nicht selten recht rustikal und rabiat. Ein häufig gebrauchtes Wort ist „Scheiße"; es gehört offensichtlich zum Sprachschatz vieler Schwer- und Sterbenskranken: *„Scheiß der Hund drauf. Ich sterbe. Du kannst die Sachen tragen, wenn ich den Löffel abgegeben habe."*[15] Gleichermaßen gehört das Wort auch zum Sprachschatz von Verwandten, Freunden, Ärzten und Pflegekräften. *„Das Wort, das am häufigsten fiel, wenn ich meinen engsten Freunden den Befund mitteilte, war ‚Scheiss, auf hochdeutsch. … Kein Zufall, denn es ist treffend, bezeichnet genau und ohne Pathos das plötzlich aufgeschreckte Mitgefühl."*[16]

Träume und Traumbilder spielen eine ganz eigene Rolle, sie verdichten das Erleben der Patienten in besonderer Weise und geben wieder, was die Patienten im tiefsten Inneren bewegt. Von den Träumen des Tages oder der Nacht zu erzählen, kann befreiend wirken. Albträume jedoch erschrecken und ängstigen nachhaltig.[17]

Kranke benutzen gern und häufig den Konjunktiv. *„Der Konjunktiv gehört zu den fruchtbarsten und auch schönsten Einrichtungen der deutschen Sprache – schön im ästhetischen, im künstlerischen Sinne. Er verkörpert die Ungewissheit, die Unbestimmtheit, die Unwirklichkeit des Bevorstehenden, des Werdens, der Vermutung, des Zweifels und der Vortäuschung, der Distanz und der Vorsicht."*[18] „Wenn ich nur wüsste, …" „Am liebsten würde ich …" „Hätte ich doch auf den Arzt gehört."

---

[14] Steinfeld 2010, S. 136
[15] Picardie 2007, S. 39
[16] Noll 2005, S. 15
[17] Kast 1982
[18] Steinfeld 2010, S. 122f.

Kranke vergleichen ihre Situation häufig mit anderen Situationen, wählen dafür gern den Komparativ und verzichten auf Positiv und Superlativ. Sie sind schon zufrieden, wenn es ihnen besser geht als noch vor ein paar Tagen. Es muss ihnen nicht gut gehen und auch nicht bestens. „Ich hoffe, dass die Bestrahlungen nicht schlimmer sind als die Chemo." „Gestern war ich mehr tot als lebendig."

Für die sprachliche Kommunikation mit gehörlosen oder schwerhörigen Kranken steht die Gebärdensprache, eine eigenständige, visuell wahrnehmbare natürliche Sprache, zur Verfügung. Bei Taubblinden werden Gebärdensprache beziehungsweise Gebärden im Handkontakt über Bewegung und Berührung wahrgenommen.

Eine reduzierte sprachliche Verständigung ist auch dann oft noch möglich, wenn die Sprechorgane erkrankt sind und das Sprechen schwerfällt (*Sich ohne Worte mitteilen* ➤ 1.2). „Als der Patient das Sprechen mit der Kanüle akzeptierte, waren einzelne Wörter möglich, indem er einfache Worte deutlich mit den Lippen sprach. Das Behandlungsteam konnte einiges von seinen Lippen ablesen, jedoch nicht alles. Vieles wurde nicht oder falsch verstanden."

FOKUSSIERUNGSMODELL

Der Vulkan in mir: Eine sterbenskranke ältere Frau sprach ständig davon, dass in ihr ein Vulkan sei, der stehe kurz vor dem Ausbruch. Und wenn er ausbricht, soll es schnell gehen. Die Angehörigen befürchteten, dass sie phantasiert, den Bezug zur Realität verloren hat, und baten den Arzt, mit ihr zu sprechen. Die Kranke sagte auch zum Arzt: „Ich habe einen Vulkan in mir und wenn der ausbricht, soll es schnell gehen." Der Arzt konnte wählen:

Ich-Fokussierung	„Ich weiß nicht, was Sie damit sagen wollen."
Du-Fokussierung	„Erzählen Sie von Ihren Erlebnissen mit Vulkanen." „Was verbinden Sie mit einem Vulkanausbruch?" „Kennen Sie Vulkanausbrüche?" „Sie hoffen, dass Sie sich am Ende nicht quälen müssen?"
Es-Fokussierung	„Ein Vulkanausbruch ist ja etwas ganz Gefährliches."
Lebenswelt-Fokussierung	„Wir haben einen netten Psychologen im Haus. Der könnte Sie besuchen."

Der Arzt fragte: „Was verbinden Sie mit einem Vulkanausbruch?" Die Patientin erzählte dem Arzt von ihren Reisen mit ihrem verstorbenen Ehemann nach Sizilien und den zerstörerischen Ausbrüchen des Ätna, die ihr große Angst gemacht haben.

1.5 Schweigen kann heilsam, aber auch belastend sein

Wir schweigen, wenn uns die Worte fehlen. Schweigen kann aber mehr sein, als nur den Mund zu halten, nicht zu reden oder still zu sein. Schweigen kann mit Leben erfüllt sein. Beim Schweigen können Freude und Hoffnung, aber auch Sorge und Angst mitschwingen. Schweigen bedeutet ja nicht, dass nicht kommuniziert wird. Ein japanisches Sprichwort sagt: „Die Menschen denken, wenn sie nichts sagen, dann sagen sie nichts." Selbst dann, wenn wir nicht reden, sondern schweigen, äußern wir uns durch Körper und

1

Augenkontakt, Bewegungen, Gebärden und Mimik. Wir können uns auch im Schweigen gegenseitig wahrnehmen (*Sich ohne Wort mitteilen* ➤ 1.2).

Wer aus dem lauten Alltag kommt und kranken Menschen begegnet, wird sehr schnell mit Schweigen konfrontiert, mit dem eigenen und dem des Kranken. Können wir es aushalten?

Gemeinsames Schweigen kann heilsam, aber auch sehr belastend und unangenehm sein. Momente des Schweigens können Momente höchster Vertrautheit, aber auch Ausdruck von Feindschaft sein. Wer bewusst mit jemandem zusammen schweigt, versucht mit dem anderen mitzuschwingen. Kranke erleben gerade im bewussten gemeinsamen Schweigen, dass sie nicht allein sind. Dieses Erleben kann durch gegenseitiges Berühren unterstützt werden. Die Nähe muss nicht mit Worten hergestellt oder ausgefüllt werden. Erfülltes Schweigen setzt voraus, dass die Schweigenden einander vertrauen. Schweigend die Schwere der Situation miteinander aushalten.

Mit dem Schweigen kann eine Absicht verbunden sein: Eine Frage soll nicht beantwortet werden. In einem Konflikt soll bewusst keine Stellung bezogen werden. Jemand hüllt sich in Schweigen, um seine Gedanken nicht zu verraten. Andere schweigen, um sich nicht in die Karten gucken zu lassen. Das Totschweigen kann strategisch eingesetzt werden. Ich kann schweigen, um mich oder andere zu schützen. Schweigen kann auch eine grausame Lüge sein. Und ich kann mir selbst Schweigen auferlegen, um zu mir zu finden. Manche Menschen wollen bewusst allein sein, ziehen sich zurück, schweigen und wollen darin nicht gestört werden. Das können andere manchmal nicht verstehen.

Unbehagliches Schweigen entsteht aus Verlegenheit, wenn man etwas sagen möchte, aber nicht weiß, was man sagen soll. Oder aus der Erwartung, dass der andere sich zu etwas äußert, aber schweigt. Wovon man nicht sprechen möchte oder nicht sprechen kann, darüber wird geschwiegen. So entstehen Tabus. Schrecklich wird das Schweigen, wenn zwei zusammen sein müssen, die sich nichts mehr zu sagen haben. Wo vorher viel gesprochen wurde, kann das Schweigen dann eine eindeutige Aussage haben. Die beiden verstummen und schweigen sich an.

Schweigen wird in der Kommunikation mit Kranken vielfältig gelebt, erlebt und absichtsvoll eingesetzt. Es gibt Situationen in der Begegnung mit Sterbenskranken, in denen nichts zu sagen der beste Weg ist. Einfach schweigend da zu sein, kann wichtiger sein, als zu reden. Vor dem Reden können die Gedanken im Schweigen geordnet und es kann überlegt werden: Welche Worte und Sätze passen jetzt? Viele Besucher halten Schweigen am Krankenbett nicht aus. Die gemeinsame Zeit wird dann leichtfertig mit inhaltsleeren Worthülsen ausgefüllt. Es wird viel geredet, um sich selbst nicht zu hören.

Manchmal kommt es auch darauf an, wer schweigt. Wenn der Chefarzt bei der Visite über eine drängende oder belastende Frage Schweigen legt, und damit den Eindruck erweckt etwas zu verschweigen, verunsichert das noch mehr und der Patient sagt später zur Pflegekraft: „Ich glaube, man verschweigt mir etwas." Das Schweigen kann Patienten sehr belasten. Sie fragen sich: „Was bedeutet das Schweigen? Was wird mir verschwiegen? Warum redet niemand mit mir?" Wenn Schweigen zu lange dauert, kann auch angenehmes Schweigen sich in belastendes Schweigen wandeln. Das Schweigen ist dann aufzugeben, um miteinander zu reden und sich neu zu verständigen.

Exkurs Schweigepflicht: Die Schweigepflicht (Verschwiegenheit) im engeren Sinn dient unmittelbar dem Schutz des persönlichen Lebens- und Geheimnisbereichs, der Privatsphäre, einer Person, die sich bestimmten Berufsgruppen oder bestimmten staatlichen oder privaten Institutionen anvertraut. Dazu gehören auch die Angehörigen der Gesundheitsberufe wie Ärzte und ihre berufsmäßig tätigen Mitarbeiter. In Deutschland schützt der Gesetzgeber die Verschwiegenheitspflicht mit der Androhung von Geld- oder Freiheitsstrafe in § 203 StGB (Verletzung von Privatgeheimnissen).

FOKUSSIERUNGSMODELL

Ruhe: Der 90-jährige Patient erklärt der Pflegekraft: „Ich möchte jetzt nicht sprechen. Ich möchte jetzt meine Ruhe haben, bloß Ruhe, Ruhe. – Es hat doch jeder sein Schicksal oder vielleicht nicht." Die Pflegekraft kann zwischen den Varianten wählen:

Ich-Fokussierung	„Ich respektiere Ihren Wunsch und lasse Sie jetzt allein."
Du-Fokussierung	„Erzählen Sie mir doch von Ihrem Schicksal." „Womit hadern Sie?" „Wollen Sie wirklich Ihre Ruhe haben?" „Sie befürchten, dass alles wieder aufsteigen könnte."
Es-Fokussierung	„Der Wunsch des Weisen aber ist ein Ohr, das sich ihm zuneigt."
Lebenswelt-Fokussierung	„Da bietet sich ja unser Raum der Stille für Sie an."

Auf die Antwort des Patienten gibt es wieder sieben Möglichkeiten zu antworten; so kann das Gespräch weitergeführt werden.

1.6 Über Floskeln, Hohlphrasen und Ratschläge

Ärzte, Pflegekräfte und Angehörige meinen es meistens gut mit den Patienten. Allerdings ist es fragwürdig, wie hilfreich es für Patienten ist, was sie zu ihnen sagen. Floskeln, Hohlphrasen und Ratschläge gehören zu ihrem Repertoire. Wann werden diese eingesetzt? Wofür stehen sie? Sind sie nicht eher ein Zeichen für Verlegenheit und Ausweichen als Ausdruck für Zuwendung und Empathie? Selbstverständlich nutzen auch Patienten Floskeln, Hohlphrasen und Ratschläge. Schließlich gehören sie zum Sprachgebrauch von jedermann.

Kommt man nicht ins Gespräch, müssen sie die Leere füllen. Will man ein Gespräch unverbindlich beenden, springen sie ein. Möchte man seine klare Meinung geheim halten, kann man sie dahinter verstecken. Will man unangenehmen Fragen und Situationen ausweichen, setzt man sie ein. Mangelndes Wissen verbergen? Sie bieten sich an.

Einige Floskeln als Beispiele:

- Im Grunde genommen …
- Mal unter uns …
- Ich will ja nichts sagen, aber …
- Nichts für ungut …
- Ich melde mich …
- Man sieht sich …
- Alles klar?
- Nicht wirklich …
- So ist das Leben!
- Es ist, wie es ist.

Floskeln sagen zumeist nicht viel aus, doch sind sie vielleicht gerade deswegen nicht aus unserem Sprachgebrauch wegzudenken. Mit ihnen lässt sich eine Verbindung zu Patienten herstellen, die sie häufig verwenden. Sie können beim Beschnuppern oder Kennenlernen dienen und Hinweise darauf geben, auf welchem Niveau man sich bewegt. So kann man das Blümchen, lateinisch „flosculus", als „Mitbringsel" zum Eintritt in ein Gespräch oder eine Beziehung sehen.

Hohlphrasen und Ratschläge werden oft miteinander verknüpft. Hohlphrasen sind Aussagen, wenn sie bloß dem Anschein nach etwas Wahres oder Richtiges ausdrücken, jedoch viel zu unbestimmt sind, um überprüft und in der Sache auf eine konkrete Aussage festgelegt werden zu können. Die Worthülsen sind ohne Inhalt. Wenn man sie benutzt, dann wird Stroh gedroschen, Ratschläge werden Patienten ständig und von jedermann gegeben, erbeten oder nicht erbeten. Aus welchen Gründen raten wir jemandem, etwas zu tun oder zu lassen? Was erwarten wir davon für uns selbst? Wird erwartet, dass ein Ratschlag angenommen wird? Wenn ein Ratschlag nicht angenommen wird, dann geht er an dem Problem, um das es geht, offenkundig vorbei. Ungebetene Ratschläge können leicht verletzen, sind übergriffig, dringen ungefragt in unseren Intimbereich ein. Ein ungebetener Ratschlag kann peinlich werden.

Häufig gebrauchte Hohlphrasen und Ratschläge sowie zu erwartende Antworten wären:

- „Im Mittelpunkt der Klinik steht der Patient." – „Das erlebe ich anders."
- „An Ihrer Stelle würde ich …" – „Sie sind nicht an meiner Stelle."
- „Ich kann Sie gut verstehen." – „Das können Sie nicht. Sie sind gesund."
- „Das kann ich nachvollziehen." – „Nichts können Sie nachvollziehen. Sie sind nicht betroffen."
- „Das müssen wir in Ruhe besprechen." – „Ich finde aber keine Ruhe."
- „Sie brauchen keine Angst zu haben." – „Ich habe aber Angst!"
- „Sie müssen jetzt kämpfen." – „Das weiß ich auch, aber ich habe keine Kraft mehr."
- „Jetzt müssen Sie positiv denken." – „Sie haben gut reden."
- „Alles eine Frage der Zeit." – „Die habe ich aber nicht."
- „Da müssen Sie durch." – „Am liebsten möchte ich aber daran vorbei."
- „Wir müssen alle mal sterben." – „Und Sie auch."
- „Wenn in einem Jahr alles vorbei ist, beginnt wieder das Leben." – „Ich will aber jetzt leben."
- „Meditieren Sie mit Anselm Grün." – „Was soll das bringen?"
- „Sie sollten mehr essen." – „Aber ich habe keinen Appetit."
- „Alles wird wieder gut." – „Für wen?"

Zu den Hohlphrasen gehören auch *abgedroschene Vergleiche und überreizte Metaphern.* An dem Überdruss an ihnen ist die spöttische Abwandlung entstanden: *„Auch Eisberge kochen nur mit Wasser."*[19]

Doppelte Verneinungen sind verbreitet. Damit drückt man sich um eine klare Aussage herum. Man sagt nicht eindeutig, was man empfindet.

- „Es ist nicht unangenehm." – „Wie ist es dann? Ist es angenehm?"
- „Das ist nicht uninteressant." – „Wenn es nicht uninteressant ist, dann ist es doch interessant, oder?"
- „Nicht schlecht." – „Wenn etwas nicht schlecht ist, dann ist es doch gut? Oder verbirgt sich noch etwas anderes dahinter?"

---

[19] Schneider 2012, S. 30

FOKUSSIERUNGSMODELL

Geduld: Der Arzt hat dem Patienten eben bei der Visite „Geduld verordnet". Als der Arzt das Zimmer verlassen hat, sagt der Patient zur Pflegekraft: „Geduld müssen Sie haben, Geduld. Geduld, Geduld! Das kann der wohl sagen." Die Pflegekraft kann bei ihrer Antwort zwischen den Varianten wählen:

Ich-Fokussierung	„Ich habe auch meine Probleme mit der Geduld."
Du-Fokussierung	„Lassen Sie Ihrem Zorn freien Lauf." „Was stört Sie daran?" „Stimmt das nicht?" „Sie sind richtig wütend auf den Arzt."
Es-Fokussierung	„Ohne Geduld geht es aber wirklich nicht."
Lebenswelt-Fokussierung	„Unsere Psychologin zeigt Ihnen ein paar Entspannungsübungen."

Auf die Antwort des Patienten gibt es wieder sieben Möglichkeiten zu antworten; so kann das Gespräch weitergeführt werden.

KAPITEL

2 Vom Kranksein

2.1 Kranksein erleben

Wenn Sie wissen wollen, was Kranksein bedeutet, fangen Sie am besten bei sich selbst an. Fragen Sie sich: Was passiert, wenn ich plötzlich krank und für einige Tage ans Bett gefesselt bin? Recht schnell entsteht das Gefühl der Isolation, vom Leben draußen abgeschnitten zu sein. Die eigene Welt wird immer kleiner, sie schrumpft auf das Schlafzimmer zusammen. Dieser intime Raum wird zum Krankenzimmer, zu dem dann auf einmal Fremde Zugang haben. Auch das Ambiente und die Nutzung des Wohnraums, in dem ein Kranker oder Sterbender sein Bett findet, ändert sich oft einschneidend. Das Pflegebett zieht ins Wohnzimmer ein. Um das Krankenbett gruppieren sich die Devotionalien eines ehemals gesunden Lebens in Form von Hometrainern und Sportgeräten. Der Kranke existiert zwar mitten im Raum, weiß aber, dass diese Konstruktion ein Provisorium ist, nimmt vielleicht auch noch wahr, dass die Pakete mit Windeln, Wundmaterial, der Toilettenstuhl eine Zumutung für die gesamte Umgebung sind und fühlt sich noch schlechter. In der Klinik verbleiben sogar nur noch ein paar Quadratmeter, die zu einem halb öffentlichen Raum werden.

Nicht nur der Raum ändert sich, auch die Zeit. Der Lebensrhythmus gerät aus dem Takt. Das Bett dient nicht mehr zum Erholen durch Schlaf, sondern wird zum dauernden Aufenthaltsort.

Die allgemeine Verfremdung und Entfremdung der Dinge um uns herum macht auch vor unserem eigenen Körper nicht halt. Wir erkennen uns nicht wieder. Wir können uns nicht mehr auf ihn verlassen. Aus dem Freund wird ein Gegner oder gar Feind. Wir kommen in Konflikt mit uns selbst.

Der Beginn jeder ernsthaften Erkrankung ist eine Zäsur, ein Stopp. Statt des normalen Lebens beginnt ein anderes Leben, dessen Art man noch nicht überblickt, dessen Verluste und Leiden man sehr wohl vermutet, aber keineswegs übersieht. Das, was man bislang für selbstverständlich hielt, wird unsicher. Es steht nicht in der eigenen Macht, das zu ändern. Angst und Unsicherheit sind die vorherrschenden Gefühle: *„Ich bin sehr labil, schnell verletzbar, ungeduldig.“*[1]

Eine Fülle schwieriger Herausforderungen und Zumutungen stürzt auf Kranke herein. Niemand kann sie ihnen abnehmen. Sie allein müssen diese Herausforderungen und Zumutungen irgendwie bewältigen. Wenn Menschen erkranken, insbesondere dann, wenn sie lebensbedrohlich erkranken, stellen sie ähnliche Fragen: „Werde ich wieder gesund?“ – „Wer hilft mir? – „Warum gerade ich?“

---

[1] Leinemann 2009, S. 20

Bei längeren schweren Erkrankungen werden wir von anderen Menschen abhängig. Als Gesunde können wir selber für uns sorgen. Auf einmal wird das anders. Besonders stark erleben kranke Menschen diese Einschränkung in Kliniken und Heimen.

Bald meldet sich das Verantwortungsgefühl: Wie kommt meine Familie ohne mich zurecht? Wenn wir den anderen von diesen Sorgen erzählen, versuchen sie uns zu beruhigen. Wir sollen uns keine Sorgen machen, sie kommen schon zurecht. Schnell kommt der Gedanke: So schnell bin ich also zu ersetzen! Das „Leben draußen" geht ohne mich weiter. Das wird als Kränkung empfunden. Irgendwann taucht der Gedanke auf, dass wir versagen, nichts mehr leisten können und daher auch nichts mehr wert sind. Die Angst, anderen nur noch zur Last fallen, wächst.

Kranke erleben sich als *Störenfriede:* Sie konfrontieren ihre Umwelt mit sich, ihrer Krankheit, ihrer Lebensbedrohung, ihrem Aussehen, ihrem Geruch, ihrer Angst und Hoffnung, ihren Anforderungen, ihren Erwartungen, ihrer Ungeduld, mit ihren Fragen und ihrem Verhalten.

Kranke, insbesondere Sterbenskranke, schauen auf ihr Leben zurück. Sie können gar nicht davor ausweichen. Man kann davon erzählen oder auch nicht. Man kann es beschönigen oder auch nicht. Da gibt es Herausforderungen, die mit der eigenen Vergangenheit zu tun haben: Die eigene Lebensgeschichte ist nicht mehr zu ändern. Erinnerungen an glückliche(re) Zeiten, schlechte(re) Zeiten, Enttäuschungen, Lebensbrüche, unerledigte Geschäfte sind auszuhalten.

Die momentane Situation ist an sich schon eine Zumutung: Die elementaren biologischen, psychischen, sozialen und spirituellen Bedürfnisse sind kaum zu befriedigen. Schmerzen müssen ertragen werden. Die Frage nach dem „Warum?" bohrt ständig. Der zunehmende Verlust der Autonomie und das damit wachsende Abhängig- und Angewiesensein sind unerträglich. Ängstlich oder neugierig wird erwartet, was kommen kann und noch verborgen ist. Hoffnungen auf Erlösung, Auferstehung und neues Leben konkurrieren mit dem Gedanken, dass da nichts mehr kommt.

Unabhängig davon, was der Kranke über sein Leben erzählt, erfährt er schonungslos seine Lebensbilanz. Seine Kinder besuchen ihn z. B. oder auch nicht. Diese erlebte Bilanz können auch andere wahrnehmen. Es zeigen sich die natürlichen Konsequenzen aus der vorhergehenden Zeit: Welche Menschen sind bereit ihn zu pflegen? Wer besucht ihn? Wie verhalten sich die Angehörigen? Was kann er von ihnen erwarten? Wie verhalten sich die Angehörigen untereinander? Dem eigenen Leben kann niemand ausweichen.

Kranke müssen sich viel gefallen lassen. Sie werden herumgeschoben. Unangenehme Gespräche werden mit ihnen geführt. Dabei verlieren sie einen Teil ihrer Freiheit und Selbstbestimmung. Fremde Menschen dringen in ihre Intimsphäre ein, sprechen sie an, fragen sie aus. Sie sind anderen ausgeliefert und verlieren weitgehend ihre Autonomie.

Welche Chancen haben sie, sich dagegen zu wehren? Besonders übergriffig sind fürsorgliche Bevormundung und Infantilisierung. Und dann noch mit dem Beisatz, dass alles nur gut gemeint sei.

Ein *Spezialfall* ist es, wenn Menschen die Rolle des Kranken bewusst für sich wählen. Sie dramatisieren ihr Befinden, suchen die Abhängigkeit von Ärzten und unterwerfen sich ihnen, solange es ihnen passt. Anderen Menschen fällt es dagegen schwer, sich und anderen gegenüber einzugestehen, dass sie krank oder sogar schwer krank sind. Sie tun alles, um es zu verbergen, gehen auch nicht zum Arzt. Und wenn sie zum Arzt gehen, beschönigen sie sogar ihre Situation.

Abgesehen von diesen Ausnahmen kann man doch feststellen: Niemand möchte wirklich krank sein. Wir tun viel dafür, nicht krank zu werden. Und für den Fall, dass wir krank werden, wehren wir uns dagegen, gehen zum Arzt und bitten ihn um Hilfe. Von Pflegekräften erwarten wir persönliche Zuwendung und Fürsorge.

Dennoch: Das Selbstverständnis von kranken Menschen hat sich in den letzten Jahren geändert und damit auch die Beziehung zu Ärzten und Pflegekräften. Sie wollen als Partner gesehen und ernst genommen werden. Sie erwarten Interesse, Verständnis, Zeit für sich, umfassende Aufklärung, in Entscheidungen eingebunden zu werden und fachliche Kompetenz. Das Verhältnis der Kranken zu Ärzten und Pflegekräften ist ambivalent. Diese sind erwünscht, weil sie helfen sollen. Zugleich sind sie unerwünscht, weil sie an die Gefährdung und die Hilflosigkeit erinnern. Ärzte und Pflegekräfte sind dem Patienten nahe und doch fern.

Krank zu werden, bedeutet eine spontane Änderung der eigenen Lebenssituation und das Eintauchen in eine vorher meist nicht vertraute Umgebung: Das ist eine große Herausforderung für Kranke und ihr Umfeld.

2.2 Kranke kennen nur ein Thema: ihre Krankheit

Ein älterer Klinikpfarrer warnte: „Die Gespräche mit Patienten sind langweilig. Sie kennen nur ein Thema: ihre Krankheit. Es geht immer nur um ihre Krankheit. Für nichts anderes sind sie offen. Schrecklich!"

Es stimmt: Kranke Menschen sind normalerweise fast nur mit sich selbst und ihrer Erkrankung beschäftigt. Man kann das bedauern, wie dieser Pfarrer. Nur, wer sich auf die Begegnung mit kranken Menschen einlässt, darf nichts anderes erwarten. Für Gespräche mit ihnen hat es auch den Vorteil, immer zu wissen, worum es ihnen geht, auch wenn man einmal zunächst nicht gut zugehört hat. Sie bleiben bei ihrem Thema und lassen sich so leicht nicht davon abbringen. Notfalls korrigieren sie ihren Gesprächspartner, indem sie ständig wiederholen, worum es ihnen geht. Um Verständnis für dieses Verhalten zu gewinnen und es nicht als Ausdruck einer narzisstischen Persönlichkeitsstörung abzuwerten, bedenken Sie: Wovon reden Sie, wenn Sie sich nicht wohlfühlen, wenn es hier zwickt und da zwackt? Was interessiert Sie dann noch außer, dass das Zwicken und Zwacken endlich aufhört?

Patienten möchten bald wieder gesund werden und planen für die Zeit nach ihrer Erkrankung. Sterbenskranke Menschen können sich nicht sicher sein, jemals wieder gesund zu werden. Ihre Furcht, keine Zukunft mehr zu haben, ist riesig. Diese Bedrohung führt dazu: Sterbenskranke sind in außergewöhnlicher Weise auf sich selbst zurückgeworfen: *„Und wenn du bedroht wirst, dann beginnst du, dich nur noch um dich selbst zu kümmern."*[2] Ihre Gedanken kreisen fast ausschließlich um sie selbst. Alles andere bedeutet ihnen nicht mehr viel: *„In Wahrheit war mir – außer meiner Krankheit – kaum noch etwas wichtig, selbst Fußball nicht."*[3]

[2] Albom 2002, S. 176
[3] Leinemann 2009, S. 64

Die Furcht vor dem nahen Tod verstärkt den Gegenwartsbezug und die Konzentration der Patienten auf sich selbst und auf das für sie persönlich jetzt Notwendige. Um ihre Situation auszuhalten und zu bewältigen, benötigen sie ihre ganze Energie. Auch wenn sie sich in guten Händen wissen, müssen sie letztendlich allein mit ihrer Situation zurechtkommen.

Patienten sind egozentrisch, beziehen fast alles, was in ihrer Umgebung geschieht, auf sich selbst. Sie bewerten die Dinge danach, inwieweit sie ihrem eigenen Wohlergehen dienen. Eigenschutz und Fürsorge für sich selbst gebieten diese Haltung. Es handelt sich um einen „gesunden" Egoismus, nicht um Egomanie, eine Persönlichkeitsstörung.

Das Selbstbestimmungsrecht ist für Kranke existenziell wichtig. „Was ich will? – Ich will nur an mein Recht erinnern, über mein Leben so zu verfügen, wie ich will. Jeder Mensch hat doch das Recht, nach eigenem Ermessen über sein Leben zu bestimmen! Gestehen Sie mir dieses Recht zu?"[4]

Das kann zu radikalen Entscheidungen führen: *„Ich will nicht in die chirurgisch-urologisch-radiologische Maschine hineinkommen, weil ich dann Stück um Stück meine Freiheit verliere. Mit Hoffnungen, die zusehends kleiner werden, wird mein Wille gebrochen, und am Schluss lande ich dann doch in dem bekannten Sterbezimmer, um welches alle einen großen Bogen machen. Vorraum des Friedhofs."*[5]

Menschen, die nur an sich denken, sind schwierige Mitmenschen. Sie sind schnell enttäuscht und traurig, wenn sie nicht beachtet werden. Es missfällt ihnen, wenn andere die Aufmerksamkeit bekommen, z. B. die Angehörigen. Patienten befürchten übersehen zu werden. Deshalb machen sie auf sich aufmerksam: „Wenn sie nicht kommen, schreie ich ganz laut. Das halten sie nicht aus und einer kommt." Sie stören den normalen Ablauf einer Station und gehen den Pflegekräften auf die Nerven. „Die Klingel ist mein Lebensretter. Sie vergessen mich. Darum muss ich immerzu klingeln."

2.3 Kranke haben ein Recht zu klagen

Wenn jemand Schmerzen empfindet, ist es normal, dass er über diese Schmerzen klagt. Schmerz ist eine der am stärksten mit Angst besetzten menschlichen Erfahrungen und einer der häufigsten Gründe, warum Menschen medizinische Hilfe beanspruchen. Starke und anhaltende Schmerzen können das Leben oft nicht nur von Schwerstkranken und Sterbenden unerträglich machen. Der Umgang mit Schmerzen hängt sowohl von der Stärke und der Dauer der Schmerzen als auch von der Persönlichkeit des Patienten und seinem sozialen Umfeld ab. Gemeinsam ist allen Patienten, dass sie von den Schmerzen möglichst bald befreit werden möchten. Es stellen sich Fragen wie: Sind die Menschen in modernen Gesellschaften schmerzempfindlicher? Haben die Menschen früher Schmerzen „besser" ausgehalten?

Aus ihren Erfahrungen im Umgang mit den Schmerzen Sterbenskranker prägte Cicely Saunders, die Hospizpionierin, dafür den Begriff „Total Pain"[6]. „Totaler Schmerz" bezeich-

---

4 Solschenizyn 1998a, S. 115

5 Noll 2005, S. 10f.

6 Saunders et al. 1981

net die Tatsache, dass jeder Schmerz eine subjektive Wahrnehmung und ein je nach Individuum unterschiedlich erlebtes Gefühl ist. Das besteht aus verschiedenen Dimensionen, die sich summieren sowie gegenseitig beeinflussen können. Nach diesem Konzept besteht der Schmerz aus vier Dimensionen: Physisch, psychisch, sozial und spirituell. Patienten verspüren demnach Schmerzen, die über das rein körperliche Leiden hinausgehen. Schmerzen haben folgende Dimensionen:

- *Körperliche Dimension:* Obwohl körperlich bedingte Schmerzen bei der Mehrzahl der Patienten mit Total Pain medikamentös gut kontrolliert werden können, gibt es immer wieder Situationen, in denen Patienten trotz medikamentöser Therapie weiterhin über somatische Beschwerden klagen.
- *Psychische Dimension:* Enttäuschungen, Ängste, Einschränkungen, Angewiesensein auf andere Menschen, Sorge um Angehörige, Zorn über den Schmerz, Trauer.
- *Soziale Dimension:* Nicht mehr in der Lage sein, seinen Beruf auszuüben, „am Leben" teilzunehmen. Verbindungen und Freundschaften gehen verloren. Einsamkeit.
- *Spirituelle Dimension:* Beispielsweise die Fragen nach dem Sinn der Schmerzen und des Leidens, der Beziehung zu Gott, Jesus, Allah, Buddha, Weiterleben nach dem Tod, Reinkarnation.

Schmerzpatienten können (verständlicherweise) oft gereizt sein und die Freude am Leben ebenso verlieren wie die Hoffnung, dass es noch einmal besser wird. Wenn die Schmerzerkrankung sehr lange anhält und Therapieerfolge ausbleiben, kann das zu psychischen Veränderungen bis hin zu psychiatrischen Erkrankungen und Suizid führen. Vom einfachen, resignierenden Bedauern („Wie soll das nur weitergehen?") bis zum Furcht erregenden Schrei („Nimmt das denn gar kein Ende?!") kann geklagt werden. Lautes Klagen über Schmerzen kann über Schluchzen und Schütteln bis zu Schreiattacken und Schreikrämpfen gehen.

Viele Schmerzpatienten möchten laut klagen, halten ihre Klage aber zurück; denn ihre Umgebung lässt keine Klagen zu. Dann bleibt der Klagende mit seiner Klage allein, weint vereinsamt in sein Kopfkissen hinein. Bislang Verborgenes kann sichtbar werden: bedrückte Stimmung, Interessenverlust, Freudlosigkeit, Verminderung des Antriebs, erhöhte Ermüdbarkeit und Aktivitätseinschränkung, Schuldgefühle und Gefühle von Wertlosigkeit, Suizidgedanken, Selbstverletzung oder Suizidhandlung.

Schreianfälle können sehr lange dauern und medizinisch nicht zu erklären sein. Diese Schreie sind nicht nur im Zimmer des Kranken zu hören, sondern auf der ganzen Station oder im ganzen Haus. Für manche Sterbenskranke sind Schreie noch die einzige Möglichkeit, sich zu äußern. Sie schreien, um gehört zu werden. Sie schreien, um erhört zu werden: „Befreit mich von den Schmerzen!"

Die Klage kann zur Anklage werden, wenn sie gegen jemand gerichtet wird: „Sie sind gesund und ich muss leiden. Womit habe ich das verdient?!" Sterbende beklagen, dass sie verlassen worden sind. Jesus hat z. B. am Kreuz hängend laut geschrien und geklagt: *„Mein Gott, mein Gott, warum hast Du mich verlassen?"* (Mk 15,38).

„Klagen" beinhaltet ja nicht nur „Wehgeschrei und Jammer", sondern auch „Beschuldigung, Anklage vor Gericht". Der juristische Sinn von Klagen entwickelte sich schon früh aus dem Brauch, beim Ertappen eines Verbrechers um Hilfe zu schreien und den Täter mit Geschrei vor Gericht zu beschuldigen[7]. Insofern schwingen beim Klagen „beklagen", „anklagen" und „verklagen" mit. Beklagen, dass ich etwas nicht mehr kann, etwas

[7] Duden 2001, S. 408

verloren habe, die Aussichten schlecht sind. Das Schicksal und seine Ungerechtigkeit werden beklagt. „Die Guten müssen leiden und den Bösen geht es gut.“

Schreiende Not. Darf sie schreien? Leidende, und vor allem Sterbenskranke sind Leidende, haben ein Recht zu klagen. Aber: Wer kann den übergroßen Schmerz, die Trauer, die Rebellion, die Ungeduld, die Hilflosigkeit und die Ohnmacht der Klagenden aushalten? Sie sind auch schon deswegen kaum auszuhalten, weil die Klage mit Anklage verbunden ist. Wenn ein Sterbenskranker tagelang „eine Station zusammenschreit“, wird es dort für alle sehr schwierig. Der Wunsch, den Sterbenskranken dahin zu bringen, sein Leid und seinen Schmerz schweigend zu ertragen, kommt schnell. Versuche, den Klagenden zu besänftigen oder zu beschwichtigen, provozieren oft eher das Gegenteil: Die Klage wird noch heftiger und lauter, weil sie weder angehört noch angenommen wird.

Wer klagt, konzentriert sich ganz auf das, was nicht so funktioniert, wie er es sich wünscht. Der Klagende übersieht dabei für gewöhnlich all das, was gut läuft. Jammern und Klagen verstärken unsere „negativen“ Gefühle wie Wut, Kontrollverlust und Verzweiflung. Wer kann schon gut mit Wehgeschrei und Klage umgehen? Zu schnell können Schmerzpatienten als wehleidig im Sinne von überempfindlich abgestempelt werden, wenn sie klagen.

Eine effektive Behandlung solcher Schmerzen muss nach Saunders multidimensional und multimodal erfolgen. Klagende zu begleiten, sich nicht durch ihre Schreie abschrecken zu lassen und alle vier Dimensionen anzusprechen, kann Schmerzpatienten entlasten. Gespräche können die Schmerzen deutlich reduzieren. Dabei gilt es, sich auf die Person des Patienten zu fokussieren und nicht auf den isolierten Schmerz. Ausdruck und Interpretation des Schmerzes sind individuell und können in kultureller Hinsicht unterschiedliche Bedeutungen haben. Das betrifft sowohl die Patienten als auch das soziale Umfeld. Die optimale Behandlung der körperlichen Schmerzen bleibt ein wichtiger Bestandteil der Behandlung.

Zur Ausstattung der Hospize und Palliativstationen gehört in der Regel ein spezieller Raum, der „Raum der Stille“. Ein Raum, in den sich Patienten, Besucher und auch Mitarbeiter zurückziehen können, zur Mediation oder zum Gebet. Zu fragen ist: Müsste nicht eher ein „Raum der Klage“ angeboten werden? Ein schallisolierter Raum, in dem laut geschrien und geklagt werden kann, ohne dass die ganze Station das mit aushalten muss?

FOKUSSIERUNGSMODELL

Schreiende Patientin: Trotz der Medikamente gegen die Schmerzen klagt die Patientin bei jeder Berührung: „Au, die Schmerzen. Am liebsten würde ich schreien, laut schreien und nur noch heulen." Die Pflegekraft kann zwischen Varianten wählen:

Ich-Fokussierung	„Ich kann Ihnen ein stärkeres Schmerzmittel geben."
Du-Fokussierung	„Schreien Sie!" „Was hindert Sie am Schreien?" „Haben Sie schon den Bedarf bekommen?" „Der Schmerz ist nicht auszuhalten."
Es-Fokussierung	„Schreien und Klagen können entlasten."
Lebenswelt-Fokussierung	„Unsere Musiktherapeutin könnte Sie bei der Schmerzverarbeitung unterstützen."

2.4 Routine und Rituale geben Halt

Kranksein und Sterben sind mit heftigen Gefühlen, existenziellen Fragen, unbekannten Wendungen und körperlichen wie sozialen Umbrüchen verbunden. Wie sollen wir uns da zurechtfinden? Routinierte Abläufe, Riten und Rituale können Halt geben, ordnen, stabilisieren, sowohl im persönlichen Alltag als auch im Berufsleben. Rituale bleiben oft über lange Zeit unverändert. Minimal veränderte Rituale können Empörung auslösen.

Riten sind festgelegte, strukturierte Abläufe, feierliche Handlungen, Zeremonien, Ordnungen von Ritualen oder rituellen Handlungen. Rituale zeigen uns geregelte Wege und bieten symbolische Handlungen an. In ihnen werden krisenhafte Ereignisse in vertraute Handlungsabläufe mit hohem Symbolgehalt überführt. Die Handlungen werden mit Mitteln, die den Menschen vertraut sind und über die sie verfügen, durchgeführt[8].

Rituelle Handlungen werden häufig von bestimmten Wortformeln und festgelegten Gesten begleitet und alle Sinne werden angesprochen. Durch den gemeinschaftlichen Vollzug fördern viele Rituale den Gruppenzusammenhalt und die Verständigung der Teilnehmer an den Ritualen. Darüber hinaus ermöglichen Rituale die symbolische Auseinandersetzung mit Grundfragen der menschlichen Existenz, etwa mit dem Wissen um die eigene Sterblichkeit oder mit dem Glauben an ein Weiterleben nach dem Tod.

Rituale sind mehrdeutig wie Metaphern und lassen unterschiedliche persönliche Interpretationen und Wertungen zu. Sie werden niemals willkürlich und spontan durchgeführt, sondern sind immer geplant, angemeldet, und ihr Ablauf ist bekannt. Oftmals müssen Rituale wiederholt werden, um wirksam zu werden.

Rituale gehören fest zu unserem Alltag und sind unentbehrlich: Interaktionsrituale, professions- und ereignisbezogene Rituale sind weit verbreitet. Im persönlichen Alltag werden Rituale beim Waschen, beim An- und Auskleiden, beim Zubettgehen und beim Aufstehen gepflegt. Menschen, die schlecht einschlafen können, gewöhnen sich z. B. als Ritus vor dem Zubettgehen an, einige Seiten in einem Buch zu lesen, einen Gutenachttrunk zu nehmen oder ein Nachtgebet zu sprechen. Auch Gemeinschaften leben von „Ritualen": im Familienleben z. B. bei der Feier einer Hochzeit. Bei öffentlichen Veranstaltungen z. B. bei Konzerten und Olympiaden. In religiösen Gemeinschaften z. B. bei Taufen und Gottesdiensten. Viele Rituale stiften bei den Beteiligten durch den gemeinsamen Vollzug das Gefühl zusammenzugehören und nicht allein auf der Welt zu sein. Manche Rituale haben genau genommen nur die eine Funktion, Macht und Bedeutung eines Menschen herauszustellen und das allen kund zu tun, wie z. B. das Ritual mancher Chefarztvisiten. Diese Rituale werden vom Gegenüber oft als bloße Inszenierung wahrgenommen und entlarvt. Darin kann ein Wirkverlust liegen.

Routinen sind durch längere Erfahrung erworbene Fähigkeiten, eine bestimmte Tätigkeit sehr sicher, schnell und überlegen auszuführen. Sie sind zu unterscheiden von formalisierten Handlungen, die Routine oder Gewohnheiten des alltäglichen Lebens sind (wie z. B. das Einreiben mit Franzbranntwein, die korrekte Händedesinfektion, das Bettenmachen). Sie sind Ritualen ähnlich, werden umgangssprachlich eventuell sogar als solche bezeichnet, es fehlt es ihnen allerdings das Symbolische und Sinngebende eines Rituals.

Kranke, Angehörige, Ärzte, Pflegekräfte und Seelsorger können aus einer Vielfalt an Ritualen und rituellen Handlungen auswählen und sie nutzen:

---

8 Beispielsweise Küçük 2005

- *Begrüßungsrituale:* Die Ehefrau begrüßt ihren sterbenskranken Mann mit einem festen Ritual. Sie geht auf ihn zu, nimmt seine Hand, beugt sich mit ihrem Kopf über ihn, gibt ihm einen Kuss auf die Stirn und fragt zugleich „Wie geht es Dir heute?" Während sie das sagt, schaut sie im Zimmer umher und prüft, ob alles seine Ordnung hat. Auch Ärzte und Pflegekräfte pflegen beim Begrüßen ihrer Patienten feste Rituale.
- *Essensrituale:* Essen ist lebenswichtig. Großen Wert legen viele Patienten darauf, kultiviert zu essen. Sie zelebrieren ihre Mahlzeit: Auf dem Tisch liegt ein feines Tuch. Eine Vase mit Blumen steht auf dem Tisch. Eine Kerze brennt. Das Tischgebet wird gesprochen und eine Serviette angelegt.
- *Klagerituale:* Das Leid wird mit Worten, Geschrei, Gesang, Musik oder Tanz beklagt. Der Ablauf des Rituals hängt stark von den Ausdrucksformen und den Fähigkeiten der Klagenden ab. Manche Palliativstationen haben einen sogenannten „Raum der Stille". Dort gibt es eine Klagewand oder es hängt im Raum ein großes Kreuz, an dem Jesus hängt. Außerdem liegen Formulare für die Klage und Steine bereit. Der Klagende ruft seine Klage aus und legt einen Stein an die Klagewand oder unter das Kreuz.
- *Versöhnungsrituale:* Ein Sterbenskranker möchte sich mit seinem „verlorenen Sohn" wieder versöhnen. Das Ritual beginnt mit einem Bekenntnis des Fehlverhaltens und der Bitte um Entschuldigung. Zur Versöhnung reichen sich Vater und Sohn die Hände, schauen sich in die Augen, nehmen sich fest in die Arme und beide weinen (vermutlich).
- *Rituale zum Neubeginn:* Nach einer Heilung oder Rückkehr aus dem Krankenhaus nach Haus wird die „zweite Geburt" gefeiert.
- *Abschiedsrituale:* So wie es Begrüßungsrituale gibt, gibt es auch Abschiedsrituale. Mit Begrüßungsritualen beginnt eine Begegnung, bei Abschiedsritualen bleibt offen: Ist der Abschied endgültig oder (noch) nicht. *„Ja, stifte eine Kerze für mich. – Es ist schön, nicht vergessen zu werden."*[9]
- *Bewältigungsrituale:* Schwer erträgliche Situationen lassen sich mit Ritualen leichter bewältigen. Die Beerdigung Verstorbener bewältigen wir, indem wir Rituale nutzen und einhalten. Der Ablauf der Trauerfeier, die Ansprachen, das Beisetzen des Sarges oder der Urne und das Kondolieren folgen Regeln, die von den Trauergästen eingehalten werden.

Das Abschiedsritual kann aus Worten, die mit Gesten unterstrichen werden, aber auch aus Symbolen und Handlungen bestehen. Die Ehefrau des Sterbenskranken verabschiedet sich wie an jedem Abend von ihrem Mann in der Klinik und sagt, dass sie jetzt nach Hause zu ihrer pflegebedürftigen Mutter gehen muss, bittet dafür um Verständnis, streichelt sein Gesicht, beugt sich über ihn und küsst seinen Mund. Worte fallen ihr schwer. Eigentlich weiß sie nicht, was sie sagen soll. Sie hofft, ihn am anderen Tag wieder zu sehen, ist sich dessen aber nicht sicher. Mit Tränen in den Augen verlässt sie ihn nach ihrem wortlosen Abschiedsritual.

Der Einfluss der Kulturen, Weltanschauungen und Religionen spielen bei der Gestaltung und Durchführung der Rituale eine außerordentlich große Rolle. Viele soziale Riten und Rituale besitzen auch religiöse Bedeutung oder überschneiden sich mit religiösen Riten.

[9] Picardie 2007, S. 29

Rituale können als abgegriffen, überholt, sinnentleert oder kontraproduktiv empfunden werden. Ihre kommunikative Kraft kann sich ins Gegenteil wandeln: Sie schrecken ab. Dann ist zu prüfen: Lassen sie sich neu beleben? Oder muss man ganz auf sie verzichten? Kann man vergessene alte, aber nicht veraltete Rituale reaktivieren? Oder müssen neue Rituale für die Situation entwickelt werden?

2.5 „Wie lange habe ich noch?" – Zeitempfinden und Zeitpläne der Kranken

Gesunde Menschen planen ihre Lebenszeit mit einem offenen Ende und leben auch so. An einen konkreten Termin für das Ende des eigenen Lebens wird nicht gedacht, obgleich jeder weiß, dass es für jeden ein Lebensende gibt. Im jugendlichen Alter wird manchmal mit einem konkreten Todesdatum kokettiert, im subjektiven Empfinden ist dieser Termin aber irgendwo weit weg. Wenn jemand erfährt, dass er lebensbedrohlich erkrankt ist, ändern sich Zeitvorstellungen und Zeitempfinden schlagartig. Die Offenheit des Lebens ist weg. Sofort stellen sich die Fragen: Wie lange habe ich noch? Muss ich bald sterben? Nach dem Fokussierungsmodell gibt es mindestens sieben Möglichkeiten zu antworten (siehe unten). Prognosen über Krankheitsverläufe und Endpunkt können auf der Basis von Fakten, die nach wissenschaftlichen Kriterien gesammelt worden sind, erstellt werden. Die Vorhersagen werden allerdings mit großer Unsicherheit über den voraussichtlichen Zeitrahmen und den Ausgang einer Krankheit gemacht. Denn alle Zeitangaben für das Überleben sind *Wahrscheinlichkeitsaussagen* und mit allen Schwächen von Statistiken behaftet. In der Regel handelt es sich um Erwartungswerte mit einem breiten Vertrauensintervall. Für den konkreten Einzelfall ist die Aussagekraft deshalb deutlich begrenzt, und Prognosen sollten deshalb immer mit dem Hinweis auf mögliche Abweichungen von dem Durchschnittswert mitgeteilt werden. Die Prognose des Verlaufs und der tatsächliche Verlauf werden vermutlich mehr oder weniger voneinander abweichen.

Eine Prognose kann auch deswegen falsch sein, weil sie auf einer falschen Diagnose basiert; denn auch Diagnosen sind nur Wahrscheinlichkeitsaussagen. Bei einer guten Prognose wird davon ausgegangen, dass der Kranke bald wieder gesund wird. Bei einer schlechten Prognose ist es fraglich, ob jemand bald wieder gesund wird, und sehr fraglich, ob er überhaupt wieder gesund wird. Eine Prognose ist schlimm, wenn überhaupt keine Aussicht auf Heilung mehr besteht und der Kranke höchstwahrscheinlich in absehbarer Zeit sterben muss.

Prognosen können auch auf Erfahrung und Intuition der Ärzte und Pflegekräfte gestützt sein und der Krankheitsverlauf wird subjektiv eingeschätzt. Auch die Kranken selbst schätzen aufgrund eigener Erfahrungen die noch zur Verfügung stehende Zeit ein. Aussagen, dass nur noch wenig Lebenszeit gegeben ist, können auch ohne konkrete Zeitangaben gemacht werden.

Sterbenskranke möchten zwar wissen, wie lange sie noch zu leben haben, hoffen aber, noch möglichst lange zu leben. Sie wehren sich dagegen, „heute" zu sterben.

Wenn Sterbenskranke erkennen, dass sie nicht wieder gesund werden, nennen sie selbst Termine, an denen sie bereit sind zu sterben. Diese Termine sind aber immer noch eine gute Zeitspanne vom „jetzt" entfernt. Gern werden Familienereignisse oder Jahreszeiten als Termin genannt, die Goldene Hochzeit, die Hochzeit der Enkeltochter oder den nächsten Frühling. Oft sind es auch Aufgaben, die erst noch erledigt werden müssen. Alle diese Terminierungen sagen dasselbe aus: „Ich bin (noch) nicht bereit, zu sterben."

Der Zeithorizont, in dem Sterbenskranke leben, wird für sie immer enger. Die zur Verfügung stehenden Zeitabschnitte werden durch den Aufenthalt in der Klinik, den Beginn der nächsten Chemotherapie oder das Gespräch mit dem Arzt vorgegeben und geprägt. Körperliche und psychische Beeinträchtigungen greifen besonders heftig in das Zeiterleben der Sterbenskranken ein und verengen ihren Zeithorizont: „Wenn ich doch nur für ein paar Stunden keine Schmerzen mehr hätte." Die Angst vor der nächsten Nacht oder dem nächsten Tag verstellt den Blick darüber hinaus. Und die Hoffnung reduziert sich dann darauf, die nächste Nacht zu überstehen.

Das subjektive Gespür Sterbenskranker für ihren Sterbetermin und die medizinischen Befunde und Prognosen stimmen nicht immer überein. Manche Sterbende nennen einen Termin und sterben zu dem Termin, obgleich sie nach den medizinischen Befunden noch gar nicht hätten sterben müssen. Häufig halten Sterbenskranke ihre eigenen Terminierungen ein.

FOKUSSIERUNGSMODELL

Prognose: Nachdem der Arzt dem Patienten mitgeteilt hat, dass er ein fortgeschrittenes Prostatakarzinom hat, fragt der Patient: „Wie lange habe ich noch zu leben?" Der Arzt kann wählen, wie er antwortet:

Ich-Fokussierung	„Das kann ich Ihnen auch nicht sagen."
Du-Fokussierung	„Erzählen Sie von Ihrer Hoffnung." „Was für eine Antwort erwarten Sie?" „Kennen Sie die Leitlinie zum Prostatakarzinom?" „Sie befürchten, dass Sie nicht mehr viel Zeit haben?"
Es-Fokussierung	„Nach der Statistik noch ein halbes Jahr."
Lebenswelt-Fokussierung	„Das besprechen Sie am besten mit dem Chefarzt."

Auf die Antwort des Patienten gibt es wieder sieben Möglichkeiten zu antworten; so kann das Gespräch weitergeführt werden.

2.6 Rollentausch: Patienten als Helfer

Die Beziehung der Patienten zu ihren Ärzten und Pflegekräften wird fast immer einseitig definiert: Dem Patienten wird geholfen. Oder: Der Patient steht immer im Mittelpunkt. Das stimmt jedoch so nicht, und das wissen auch die Patienten. Ob es die Ärzte und Pflegekräfte wissen? Ein Psychiater stellte in seiner Vorlesung einen seiner Patienten vor und lobte ihn mit den Worten: „Und das Beste ist, er weiß, dass er uns braucht." Darauf antwortete der Patient lächelnd: „Und Sie wissen, dass Sie uns brauchen." Was sind Ärzte und Pflegekräfte ohne Patienten? Wie Fische ohne Wasser. Sie sind existenziell auf Patienten angewiesen. Die Beziehung ist keine Einbahnstraße, obgleich sie gern so dargestellt wird. Auch die Patienten helfen ihren Ärzten und Pflegekräften. Das geschieht auf vielfältige Weise.

Das Paradigma „Nächstenliebe" ist heute vom *Paradigma „Dienstleistung" für ärztliche Tätigkeiten und Pflege* abgelöst worden. Damit ist der Mythos, dass Ärzte und Pflegekräfte aus reiner Nächstenliebe, das heißt letztendlich ohne Entgelt, handeln, passé. Dienstleistungen werden dagegen nur erbracht, wenn sie bezahlt werden. Insbesondere die Ärzte sind bestens organisiert, um ihre finanziellen Ansprüche geltend zu machen und auch durchzusetzen. Pflegekräfte sind nicht so gut organisiert und werden unter Wert bezahlt. Das deutsche Krankenkassensystem verschleiert als Solidargemeinschaft der Versicherten, dass jeder Kranke seinen Arzt und seine Pflegekräfte bezahlen muss und bezahlt und ihnen so hilft, ihren Lebensunterhalt (und mehr) zu finanzieren. Ohne Patienten hätten Ärzte und Pflegekräfte kein Geld.

Regelmäßig wird in den Medien nach den angesehensten Berufen gefragt. Die Ärzte und die Krankenpflege kommen in allen uns bekannten Studien immer unter die drei angesehensten und wertvollsten Berufe. Die Ärzte hatten in den letzten zehn Jahren immer die Spitzenposition inne. Diese außerordentliche gesellschaftliche Anerkennung verdanken sie letztendlich ihren Patienten. Die Altenpflege gehört dagegen seit vielen Jahren zu den wenig angesehenen, schlecht bezahlten Berufen; die Heldinnen-Glorifizierung während der Pandemie hat daran kaum etwas geändert.

Die Beziehung der Ärzte und Pflegekräfte zu ihren Patienten ist allerdings nicht nur eine fachliche, sondern immer auch eine persönliche Beziehung. Menschen begegnen sich. Die Patienten erleben und beobachten ihre Ärzte und Pflegekräfte und deren Umgebung und erkennen Mängel, Nöte, Erschöpfung oder Überforderung bei ihnen, Streit und Störungen auf der Station oder in der Praxis. Manche Patienten nehmen viel Menschliches wahr, ignorieren es aber, sind ganz und gar nur mit sich selbst beschäftigt. Andere sprechen an, was sie wahrnehmen, bieten sogar Unterstützung an.

Ein Beispiel: Während der Patient beim Belastungs-EKG in die Pedale trat, stellten sich zwei Mitarbeiterinnen der Praxis mit dem Rücken zur Liege und redeten offen über das schlechte Klima und die Streitereien in der Praxis. Sie redeten so, als wären sie allein. Der Patient fragte anschließend die Ärztin, ob sie wisse, was in ihrer Praxis los sei. Sie meinte, alles funktioniere wunderbar. Daraufhin erzählte der Patient ihr, was er mitbekommen hatte. Die Ärztin war sehr überrascht, dankbar und wollte der Sache nachgehen.

Patienten können es Ärzten und Pflegekräften sehr schwer machen. Sie können Gespräche und Untersuchungen behindern, aber auch konstruktiv mitmachen und die Behandelnden unterstützen. Nicht zu unterschätzen ist deshalb der Effekt, wenn Patienten und Angehörige ihren Ärzten und Pflegekräften mitteilen, dass sie dankbar und mit ihnen zufrieden sind. Pflegekräfte und Ärzte sind eben keine Neutra, auch sie brauchen ein manchmal ausgesprochenes Lob und wollen nicht nur „konsumiert" werden in ihrer Pflichterfüllung. Empathie und Anerkennung können bei Ärzten und Pflegekräften jede Mühe, entkoppelt von der Tatsache, dass die Behandlung von der Krankenkasse honoriert wird, um ein Vielfaches aufwerten und sie erfreuen. Manche Patienten loben ganz persönlich und schenken sogar etwas Eigenes: „Ich habe den Schwestern ein neues Teeservice geschenkt. Jetzt müssen sie immer an mich denken, wenn sie ihren Tee trinken."

FOKUSSIERUNGSMODELL

Die blasse Ärztin: Die ältere Patientin schaut die junge Ärztin lange an und sagt dann zu ihr: „Frau Doktor, Sie sehen so blass aus. Ich glaube, Ihnen geht es gar nicht gut unter diesem Chefarzt." Die Ärztin kann zwischen den Antworten wählen:

Ich-Fokussierung	„Ja, stimmt."
Du-Fokussierung	„Erläutern Sie bitte Ihren Eindruck." „Wie kommen Sie darauf?" „Hat Ihnen jemand etwas erzählt?" „Sie machen sich Sorgen um mich?"
Es-Fokussierung	„In allen Teams gibt es mal Probleme."
Lebenswelt-Fokussierung	„Meine Kollegen und Kolleginnen sind schon okay."

Auf die Antwort der Patientin gibt es wieder sieben Möglichkeiten zu antworten; so kann das Gespräch weitergeführt werden.

KAPITEL

3 Behandeln und Pflegen

3.1 Die professionelle Rolle von Ärzten und Pflegekräften

Der einzige Grund für den Kontakt zum Arzt ist zunächst eine Erkrankung. Kranke Menschen wenden sich in ihrer Not an Ärzte und Pflegekräfte und erwarten von ihnen nicht nur Hilfe, sondern grundsätzlich auch Heilung. Die Lebenswirklichkeiten aller Beteiligten, die gegenseitigen Erwartungen und die gesellschaftlichen Rahmenbedingungen bestimmen das Zusammenspiel dieser beiden Gruppen.[1] So wie es den Patienten nicht gibt, gibt es auch den Arzt und die Pflegekraft nicht.

Ärzte und Pflegekräfte sind objektiv gesehen erwünscht. Das ergibt sich schon allein daraus, dass die Kranken ihre Hilfe benötigen und ohne deren Unterstützung nicht mehr zurechtkommen würden. Das hohe gesellschaftliche Ansehen medizinischer Berufe sowie die hohe Frequenz der Arztbesuche sprechen dafür, dass sie erwünscht sind, und bestärken Ärzte und auch Pflegekräfte in dieser Selbsteinschätzung. Ärzten und Pflegekräften fällt es dagegen schwer zu erkennen und anzuerkennen, dass sie zugleich von den Patienten und deren Angehörigen subjektiv gesehen auch unerwünscht sind. Nur mit der Bereitschaft zur Selbstreflexion können sie verstehen, dass Kranke trotz ihres enormen Engagements eigentlich so wenig wie möglich mit ihnen zu tun haben möchten.

Die Wahrnehmung und das Verhalten als Arzt oder Pflegekraft sind geprägt von ihrer Persönlichkeitsstruktur und Biographie, von ihren persönlichen körperlichen, psychischen und spirituellen Ressourcen, von ihren sozialen Kompetenzen, von ihren weltanschaulichen beziehungsweise religiösen und ethischen Auffassungen und Haltungen, von ihren privaten Belastungen (wie z. B. Sorgen in der eigenen Familie) sowie von ihrer Motivation und ihrem Selbstverständnis als Arzt beziehungsweise Pflegekraft von ihrer Angst und ihrem Mut, von ihrer Zuversicht und ihren Enttäuschungen, von ihrer Demut und ihrer Machtgier, von ihrer Balance zwischen Nähe und Distanz zum Patienten.

Die kulturelle Herkunft des Arztes oder der Pflegekraft spielt keine zu unterschätzende Rolle im Umgang mit Patienten. Menschen aus nicht demokratisch regierten Ländern pflegen z. B. einen eher patriarchalischen und dominanten Umgang mit den Patienten und sehen ihr Selbstverständnis als dominierenden Teil des Zweierverhältnisses.

Nicht zu unterschätzen ist auch der Einfluss ihrer Einbindung in die Kommunikationskultur in der Klinik, auf der Station, in der Praxis, im Hospiz oder Heim. Die Rahmenbedingungen (wie z. B. Finanzierung, Personal, Ausstattung, Zeitbudget), die Erwartungen, die Normen und das Verhalten der Öffentlichkeit sowie die aktuelle politische Lage spielen ebenfalls eine bedeutende Rolle.

---

[1] Glaser/Strauss 1974

Jeder Arzt konfrontiert seine Patienten mit sich und seiner Lebenssituation. Was löst ein arroganter Chefarzt aus? Was eine 30-jährige attraktive Ärztin? Was ein smarter 50-jähriger Orthopäde? Was ein 60-jähriger jovialer Praktiker? Die Abhängigkeit des Patienten und seine Überlegenheit führen zu Selbstbewusstsein und Machtgefühl des Arztes.

Die Begegnung der Ärzte mit ihren Patienten und die Art und Weise der Gesprächsführung werden stark von ihrem persönlichen Interesse an der Begegnung und ihrem Selbstverständnis geleitet, das sie an der Begegnung haben. Versteht er sich

- als Unternehmer, der im Patienten eine sprudelnde Geldquelle sieht,
- als fürsorgender Patriarch, der Gehorsam erwartet,
- als Experte, der Lösungen für spezielle Probleme anbietet,
- als Partner, der mit dem Patienten zusammen eine Lösung seines Problems sucht,
- als Diener, der sich den Wünschen und Ansprüchen der Patienten unterwirft,
- als Heiler, der Gesundheit verspricht?

Als was er sich auch immer versteht, es wird seine Haltung dem Patienten, auch anderen Menschen gegenüber, und seine Art, Gespräche zu führen, prägen.

Ärzte werden immer wieder wegen der Art und Weise, wie sie Diagnosen, Prognosen und Therapien vermitteln, kritisiert: Sie würden sich gefühllos, unsensibel, distanziert, teilnahmslos, arrogant, schnoddrig, unverständlich, herzlos verhalten, sogar bewusst lügen.

Ein Problem im Klinikalltag ist, dass z. B. bei einem Aufklärungsgespräch vor einer Operation meist der „jüngste" Assistenzarzt im Aufnahmezentrum sitzt und unter Zeitdruck, froh, die Abläufe der Operationsvorbereitung und Aufklärung der Operationstechnik und der Komplikationen hinreichend routiniert erklären zu können, die Patienten als erster und oft auch einziger Arzt vor einem großen Eingriff sieht. Dieser Arzt hat zu Beginn seiner Ausbildung oft noch gar keinen Überblick über den Ausgang der Operation oder die Prognose, oft auch nicht über alle Therapieoptionen einer Erkrankung. Er kann und möchte drängende Fragen der Patienten aufgrund seiner eigenen Unsicherheit nicht beantworten. Patienten werden meistens sogar erst am Operationstag aufgenommen. Krankenkassen bezahlen die „unnötige" Nacht vor einem Eingriff nicht und werden deshalb schon nach dem Aufklärungsgespräch wieder nach Hause geschickt. Der Operateur sieht sie erst am Tag der Operation, dann jedoch bereits intubiert auf dem Operationstisch liegend.

Würde der junge Arzt seine Unsicherheit eingestehen und sagen: „Ich kann ihnen diese Fragen nicht ausreichend fundiert beantworten, weil ich weder die Operation je gesehen noch selbst gemacht habe und weil ich noch nicht genug Erfahrung mit ihrem Krankheitsbild habe. Später wird ein anderer Kollege mit ihnen sprechen und ihnen ihre Fragen beantworten", würde er den gesamten Ablauf der Tagesroutine aller Kollegen und Mitarbeiter durcheinanderbringen und den Zorn aller auf sich ziehen. So gibt er sich keine Blöße, behilft sich mit Ausreden und Floskeln, um die Erwartungen des Patienten, einen kompetenten Arzt vor sich zu haben, zu erfüllen, und macht seine Arbeit, ohne sich den Fragen stellen zu müssen. Auch in onkologischen Ambulanzen verläuft es nicht anders, wenn Patienten vor Tumortherapien oder gar zum Therapieende aufgeklärt werden.

Passende Worte und die richtige Dosierung der Informationen zu finden, ist in der Hektik des Klinikbetriebs kaum möglich. Zudem übersehen die Kritiker, dass Ärzte keine Medizinroboter sind. Sie sind persönlich berührt, wenn sie jemandem sagen müssen, dass er bald sterben muss. Wir alle erwarten, dass Ärzte und Pflegekräfte damit im Klinikalltag „klarkommen". Wer fragt schon danach, wie es ihnen damit geht, „Todesurteile" mitteilen zu müssen? Ganz sicher würden auch sie lieber gute als schlechte Nachrichten überbringen. Gute Nachrichten gefallen allen. Schlechte Nachrichten gefallen niemandem. Wie immer man sie auch vermittelt: Sie bleiben schlecht.

Ärzte – und auch Pflegekräfte – haben wie andere Menschen eine ambivalente Beziehung zu Sterben und Tod. Auch sie fürchten den Tod, obgleich sie ständig mit ihm zu tun haben. Und aufgrund einiger Studien kann man sogar fragen, ob sie persönlich wirklich gut für „Wahrheitsgespräche“ geeignet und qualifiziert sind.[2] Weil Ärzte aber dazu verpflichtet sind, auch schlechte Nachrichten mitzuteilen, suchen sie Wege, wie sie sich vor allzu intensiven persönlichen Berührungen schützen können. Das ist sehr verständlich.

Manche Ärzte überlassen die sie bedrückende Aufgabe anderen Kollegen. Andere Ärzte fliehen in knappe, für Laien unverständliche Fachbegriffe, umschreiben die Diagnose und sprechen von „Raum fordernden Prozessen“ oder „Störungen des Körperbildes“. Es wird auch versucht, die Härte der Nachricht mit leeren Versprechen abzufedern: „Wir haben aber noch einige Therapieoptionen im Köcher!“

Kranke und besonders sterbenskranke Menschen sehnen sich jedoch nach guten Nachrichten. Schlechte Nachrichten können Wut und Zorn auf den Überbringer provozieren. In der Praxis führt diese Erfahrung wohl dazu, dass nicht gelogen, damit aber längst noch nicht die Wahrheit gesagt wird. *„‚Hören Sie, warum habe ich denn so Rückenschmerzen? Sitzt da vielleicht auch ein Geschwür?‘ ‚Aber nein‘, lächelte der Arzt. ‚Das ist nur eine Sekundärerscheinung.‘“*[3] Die indianische Weisheit „Wer die Wahrheit sagen will, braucht ein schnelles Pferd“ könnte nahelegen, sofort nach der Benachrichtigung zu fliehen und den Kranken allein zurück zu lassen. Das machen manche Ärzte auch. Unserer Erfahrung nach gilt: „Es ist besser, von einer Wahrheit verletzt, als mit einer Lüge getröstet zu werden.“ Eine schlechte Nachricht zu beschönigen oder gar in eine gute umzuformen, ändert nichts daran, dass die schlechte Nachricht eine Tatsache ist. Die Betroffenen ziehen trotz der Beschönigung aus der Begegnung mit dem Arzt, aus dem, was er wie gesagt, aber auch aus dem, was er nicht gesagt hat, ihre Schlüsse.

Ärzte erwarten Zustimmung und Dankbarkeit für sich. Auf das Hin und Her einer Gegenrede sind viele nicht eingestellt. Statt eines lösungsorientierten Dialogs gestehen sie dem Patienten höchstens zu, eine zweite Meinung einzuholen. In Extremfällen maßregeln Ärzte mitunter Patienten, die sich von ihnen das Wort nicht verbieten lassen. Das kann zu lautstarken Wortgefechten führen und der Weigerung des Arztes, den Patienten weiter zu behandeln. Patienten, die sich mit viel Lob und Anerkennung dem Arzt unterordnen, werden besonders gut und bevorzugt behandelt.

Ärzte und Pflegekräfte arbeiten in Institutionen, die streng nach dem Prinzip der Hierarchie aufgebaut sind. Unterordnung wird erwartet und gefordert. Da liegt es nahe, dass so sozialisierte Ärzte auch von ihren Patienten Unterordnung erwarten und letztlich auch einfordern. *„Versuchte dieser Arzt nur, getreu seinem Berufsverständnis, den Kranken zur Unterordnung zu bewegen?“*[4]

Ärztliche Gespräche sind oft Ansprachen und Anweisungen, Einbahnkommunikation eben. Ärzte und auch Pflegekräfte wünschen sich compliante Patienten. Compliance ist für viele Ärzte und Pflegekräfte dann gegeben, wenn der Patient mit der Behandlung einverstanden und bereit ist, ihren Anweisungen strikt zu folgen. – Wenn Ärzte und Pflegekräfte allerdings selbst krank und damit Patient werden und einen Arzt um Hilfe bitten

---

[2] Egbert 2005

[3] Solschenizyn 1968b, S. 92

[4] Solschenizyn 1968b, S. 125

müssen, stoßen sie sich heftig daran, wenn sie so behandelt werden, wie sie es wie selbstverständlich von ihren Patienten erwartet und verlangt haben.

3.2 Akzeptieren, dass Kranke sich gegen das Sterben wehren

Wie reagieren Sie, wenn Sie Zahnschmerzen haben und jemand zu Ihnen sagt: „Das musst Du akzeptieren." Diese Aufforderung werden Sie nicht akzeptieren, sondern möglichst schnell einen Zahnarzt aufsuchen, damit er Sie von den Schmerzen befreit.

Fast immer erwarten gesunde Menschen, dass kranke Menschen akzeptieren, dass sie krank sind. Auch Ärzte, Pflegekräfte und Angehörige tun das. Die Patienten sollen Krankheitseinsicht zeigen und zustimmen, dass sie sterben müssen. „Ich habe die Patientin darin bestärkt nicht aufzugeben, aber auch hinzugefügt, dass ich ihr wünsche dahin zu kommen, das was nicht zu ändern ist zu akzeptieren." Nach ihrem Tod sagte ihr Ehemann: „Sie wollte noch nicht gehen."

Früher haben Patienten die Wahrheit ihrer Lage nicht gesagt bekommen. In manchen Ländern ist es teilweise immer noch so, dass der Patient im Unklaren über seine Diagnose und Prognose gelassen wird. Manchmal erfahren nur die Angehörigen die Wahrheit. Heute möchten Ärzte und Pflegekräfte für gewöhnlich, dass Sterbenskranke sich mit ihrer Lage auseinandersetzen. Deshalb teilen sie ihnen ihre maligne Diagnose und Prognose mit und bedauern es, wenn sie es nicht tun. So klagte ein Arzt: „Trotz vieler Gespräche mit der Patientin und ihrem Ehemann wird die Progression der Erkrankung vollständig negiert."

Mitunter ärgern sich Ärzte sogar darüber, dass Sterbenskranke uneinsichtig sind und auch ihre Angehörigen starr daran festhalten, dass „es noch wird", obgleich alle medizinischen Fakten den nahen Tod anzeigen würden. Immer wieder beklagen sie: „Der Sterbenskranke hat bis zum Schluss nicht akzeptiert, dass er sterben muss."

Offenkundig sehen manche Ärzte und auch Pflegekräfte es für sich als pädagogische Aufgabe an, Patienten zur Akzeptanz ihres Leidens und Sterbens zu bringen. Der Mensch soll gefasst, ergeben, kooperativ, dankbar und zustimmend sterben. Mit welchem Recht wird das gefordert? Was treibt diese Sterbepädagogen an? Über die Antwort auf diese Fragen lässt sich spekulieren und streiten. Uns sind jedenfalls keine belastungsfähigen Begründungen für diese Aufgabe bekannt.[5]

Fast regelmäßig erleben Ärzte, dass es ihnen nicht gelingt, Sterbenskranke dazu zu bringen, ihrem nahen Tod zuzustimmen. „Warum gelingt es uns nicht?" fragen sie: „Wie kann man Sterbenskranken ihre ausweglose Situation klarmachen, um so auch weitere Belastungen abzuwehren?" Man muss es ihnen nicht „klarmachen", denn sie erleben und spüren es.

Die verbreitete Annahme, dass Kranke und Sterbenskranke sich nicht mit ihrer Krankheit und Lebensbedrohung auseinandersetzen würden, beruht auf einer mangelhaften Wahrnehmung. Kranke und erst recht Sterbenskranke können dieser Auseinandersetzung überhaupt nicht ausweichen. Sie sind gleichbleibend ihrer lebensbedrohlichen Situation

---

[5] Saake/Nassehi/Mayr 2019; Engelke 2015

ausgesetzt und sie sind sich auch dessen bewusst. Die Symptome, die mit der Krankheit einhergehen, lassen ihnen keine Ruhe. Doch wie sie sich damit auseinandersetzen und wen sie an ihrer Auseinandersetzung teilhaben lassen, ist ihr persönlicher Weg. Und das muss nicht der Weg sein, wie andere sich ihn vorstellen. In der Hospizbewegung wird gern Rainer Maria Rilke zitiert: „O Herr, gib jedem seinen eignen Tod." Doch wehe, jemand stirbt seinen eigenen Tod.

Vielen Ärzte fällt es schwer einzusehen, dass Sterbenskranke sich gegen ihren Tod wehren und weiterleben wollen. Sie können nicht akzeptieren, dass Sterbenskranke ihr Sterben nicht akzeptieren! Sterbenskranke aber hoffen für gewöhnlich bis wenige Stunden vor ihrem Tod, dass doch noch ein Wunder geschieht und sie jetzt noch nicht sterben müssen. Eigentlich ist diese Akzeptanz-Einstellung der Ärzte doch absurd: Menschen, die nicht einmal eine Grippe bei sich selbst akzeptieren und alles tun, um wieder auf die Beine zu kommen, erwarten, dass andere Menschen ihre lebensbedrohliche Erkrankung und ihr Sterben akzeptieren! Bekannt ist, dass gerade Ärzte und Pflegekräfte sich bis zum Schluss besonders heftig gegen ihr eigenes Sterben wehren.

Selbstverständlich gibt es Ausnahmen, dass Menschen tatsächlich ihren Tod herbeiwünschen und ihn annehmen. Bekannt ist das z. B. von Menschen, die sich in besonderen Ausnahmesituationen befinden. Mitunter kann man das bei alten, sehr eng miteinander verbundenen Ehepaaren erleben. Wenn ein Ehepartner stirbt, wünscht sich der Überlebende häufig auch den baldigen Tod. Alte Menschen, die erleben, dass sie völlig erschöpft und den anderen nur noch zur Last fallen, wünschen nicht selten ihren Tod herbei, um erlöst zu werden und auch andere von sich zu erlösen. Gern wird auf gläubige Christen oder auch Buddhisten hingewiesen, die ihren Tod erwarten und ihm zustimmen. Das mag sein. Doch da ist Vorsicht geboten: Eine tief gläubige Ordensschwester beklagte an ihrem Geburtstag, sie wurde 110 Jahre alt, dass Gott sie vergessen habe. Ergänzte dann aber, dass sie sich immer über Geburtstage mit Schnapszahlen gefreut hat und sie würde gern noch 111 erleben.

Nicht zuletzt bestätigt der weltweite Kampf gegen die Coronapandemie, dass sich die Menschen auf der ganzen Welt mit aller Kraft gegen ihre Lebensbedrohung durch das Virus wehren. Und nicht zu vergessen ist, dass das gesamte Gesundheitssystem von dem Widerstand gegen Krankheit und Tod lebt. Speziell zu betrachten sind Menschen, die sich selbst töten wollen und auch töten (➤ 8.4).

Ärzte, Pflegekräfte und auch Angehörige sollten (endlich) akzeptieren, dass Sterbenskranke ihre lebensbedrohliche Erkrankung und ihr Sterben nicht akzeptieren, sondern sich dagegen wehren. Wer das nicht tut, sollte sich fragen lassen, welchen persönlichen Nutzen er oder sie von diesem Anspruch hat. Patienten sind in ihrem Widerstand gegen ihr Sterben und in ihrem Kampf gegen ihren Tod zu begleiten. Gespräche mit Patienten werden leichter, wenn man anerkennt und zustimmt, dass sie ihre Krankheit nicht akzeptieren und auch nicht ihren Tod. Leiden und Sterben sind zu bekämpfen, Sterbenskranke und Sterbende aber sind in ihrer abwehrenden Haltung zu akzeptieren.

FOKUSSIERUNGSMODELL

Akzeptieren: Nach mehreren Untersuchungen durch verschiedene Ärzte teilte der Hausarzt der jungen schwangeren Patientin mit, dass sie definitiv ein Mammakarzinom habe und das nun akzeptieren müsse. Darauf die Patientin: „Das kann ich nicht." Der Arzt hat mehrere Möglichkeiten, darauf zu antworten, und kann wählen:

Ich-Fokussierung	„Das sollten Sie aber. Nutzen Sie die Zeit, die Ihnen noch bleibt."
Du-Fokussierung	„Reden Sie weiter." „Was hindert Sie, die Diagnose zu akzeptieren?" „Vertrauen Sie mir nicht?" „Sie sind geschockt."
Es-Fokussierung	„Die Fehlerquote ist bei diesen Diagnosen äußerst klein."
Lebenswelt-Fokussierung	„Jetzt sprechen Sie erst einmal mit Ihrer Mutter."

3.3 Wann es sinnvoll ist, von „wir" zu sprechen, und wann nicht

Ärzte, aber nicht nur Ärzte sagen häufig Sätze wie „Was machen wir denn jetzt mit Ihnen?" oder „Wir werden das schon schaffen. Da haben wir keine Zweifel." Wer ist hier mit „wir" gemeint?

Das Personalpronomen der ersten Person Plural gibt nicht eindeutig an, wer damit gemeint ist. „Wir" kann für mehrere Personen oder auch nur für eine einzige Person (Pluralis Majestatis) stehen. Meistens wird mit „wir" eine Gruppe gemeint. Wenn der Angesprochene beim „Wir" einbezogen werden soll, spricht man vom einschließenden „Wir". Dann steht „wir" für „Sie und ich". Wenn der Sprechende sich und andere, aber nicht den Angesprochenen einschließt, spricht man vom ausschließenden „Wir". Dann steht „wir" für „meine Kollegen und ich".

Wer ist mit „wir" gemeint, wenn ein Arzt von „wir" spricht? Für wen steht es? Für den Arzt und den Patienten zusammen? Für den Arzt allein? Für das Ärzteteam? Für die Station? Für die Klinik? Für den Patienten, weil es hier nur eine allgemeine Floskel wie das unpersönliche „man" ist? Ausdruck einer jovialen Äußerung von oben herab, begleitet vom Tätscheln mit der Hand auf der Schulter des Patienten?

Aus welchem Interesse spricht ein Arzt von „wir", wenn er doch nur von sich spricht und eigentlich „ich" sagen müsste? Möchte er sich mit dem „Wir" verstecken? Drückt er damit mangelnde Bereitschaft aus, das Gesagte allein zu verantworten? Soll dem Gesagten mehr Gewicht gegeben werden? Das wird man nur erfahren, wenn man jeweils nachfragt.

Wenn mit dem „Wir" der Patient gemeint ist, sagt man ja eigentlich: „Sie werden es schon schaffen. Da habe ich keine Zweifel." Wenn die Ärzte oder das Team auf der Station gemeint sind, bietet es sich an, statt „wir" zu sagen: „Meine Kollegen und ich …" oder „Wir auf Station …" Die Auflösung eines falschen „Wir" in „Sie und ich" sorgt für klare Verhältnisse, für eine angemessene Distanz und die eindeutige Zuweisung von Verantwortung. Ein „Wir" in einer ausweglosen, emotionalen Situation kann als zu jovial und bevormundend oder vereinnahmend interpretiert werden und erst recht dazu führen, nicht zu diesem „Wir" gehören zu wollen. Mit dem „Wir" werden unerwünschte Befehle oder Vereinnahmungen aus der eigenen Erfahrungswelt assoziiert. Solche Assoziationen mit dem „Wir" provozieren Abwehr und führen nicht zum nötigen Vertrauen.

3.4 Nicht aus der Rolle fallen: mit Persönlichem geizen

Das Phänomen kennen Sie vermutlich: Sie erzählen jemandem von Ihrer Erkrankung und der andere wird Ihnen sogleich von sich erzählen, von seiner Erkrankung und wie es ihm damit geht. Beim Erzählen von Erkrankungen gibt es so etwas wie ein „Ich-auch-Prinzip“: Ich habe das auch. Ich kenne das auch. Ich kenne jemanden, der das auch hatte. Auch Ärzte und Pflegekräfte sind davon nicht ausgenommen. Patienten erkundigen sich nach deren Familie, nach Kindern (vor allem bei Kinderärzten), z. B. wo sie studiert haben oder fragen, ob sie das auch schon mal gehabt haben. Wie sinnvoll ist es, wenn Ärzte und Pflegekräfte ihren Patienten aus ihrem Leben und eigene Krankengeschichten erzählen?

Manche Ärzte, Pflegekräfte, Angehörige und Besucher meinen es nur gut, wenn sie Patienten ihre persönlichen Erlebnisse und Probleme, ihre gegenwärtigen oder früheren Erkrankungen mitteilen. Wollen sie trösten? „Ich weiß, wie es Ihnen jetzt nach der Diagnose geht. Ich habe vor ein paar Jahren dasselbe erlebt. Bei mir gab es auch plötzlich den Verdacht auf einen Tumor. Das war …“ Das Gegenteil kann erreicht werden. Ein *Beispiel:* Patienten haben vor einer Herz-Operation große Angst. So erging es auch einem Pfarrer. Nach der geglückten Operation war er euphorisch. Die Angst war wieder weit weg und er wollte mit seiner Erfolgsgeschichte den anderen Patienten auf der Herz-Station die Angst vor der OP nehmen und Mut machen. Ungefragt ging er auf andere Zimmer und erzählte dort sofort seine Geschichte. Die damit überfallenen Patienten baten den Stationsarzt, dem Pfarrer die Besuche zu verbieten, sie könnten seine Erfolgsgeschichte vor ihrer eigenen OP nicht ertragen. Für sie sei ja alles noch offen.

Wenn Ärzte, Pflegekräfte und Besucher den Patienten von sich erzählen, dann dreht sich schnell alles um sie und nicht mehr um den Patienten. Ein Rollenwechsel findet statt. Patienten reicht in der Regel das eigene Leiden und sie sind nicht offen für die Probleme und Leiden anderer Leute, auch wenn sie noch so wohlmeinend erzählt werden. Nicht selten laden Patienten vermeintlich dazu ein, wenn sie sagen: „Was würden Sie denn an meiner Stelle tun?“ Aus dem Kontext der Patienten heraus verstanden ist das für gewöhnlich aber weniger eine Einladung zu einer persönlichen Geschichte als vielmehr die Bitte: „Behandle mich so gewissenhaft und verantwortungsvoll, wie Du es bei Dir selbst tun würdest.“

Aus unserer Sicht kann es mitunter hilfreich sein, wenn Ärzte und Pflegekräfte ihren Patienten Persönliches von sich erzählen. Geschichten, die Nähe schaffen und Ängste abbauen, können kurz erzählt werden, um das Eis zu brechen oder Befürchtungen abzufangen.

Nicht selten kommt es vor, dass die Geschichte eines Patienten den Arzt oder die Pflegefachkraft derart einholt und trifft, dass Zuhören nicht mehr möglich ist. Ich bekomme den Kopf wieder frei, wenn ich kurz erwähne, was mich gerade besetzt. Wenn danach meine Aufmerksamkeit immer noch durch meine Geschichte blockiert ist, sollte ich mir nach Gesprächen einen anderen Zuhörer suchen. Bisweilen kann es angezeigt sein, einem Patienten aus therapeutischen Gründen von eigenen Erfahrungen und Erlebnissen zu erzählen, um ihn zu entlasten (Sharing-Prinzip).

Wenig zurückhaltend sind oft Besucher von Patienten. Sie neigen dazu, den Patienten mit eigenen Geschichten zu überfallen. Die Patienten schützen sich vor solchen Überfällen: *„Ich halt ja meine Sache publicitymäßig hauptsächlich deswegen streng begrenzt,* *weil ich mir gar nicht vorstellen kann, wie ich mit Kummer, Gram, Lamentieren, Mitgefühl, Besorgnis und dem ganzen Scheiß umgehen soll. Anders gesagt: mit den Reaktionen der anderen Leute."*[6]

3

FOKUSSIERUNGSMODELL

Der Arzt trauert: Ein Arzt hört einem Patienten zu, der ihm vom Tod seiner Mutter und seiner Trauer darüber erzählt. Vor vier Wochen ist auch die Mutter des Arztes verstorben und er beginnt sofort, von seiner Mutter zu erzählen und hört nicht auf. Der Patient kann auswählen, was er zu ihm sagt:

Ich-Fokussierung	„Ich bin als Patient hier und nicht als Ihr Therapeut."
Du-Fokussierung	„Erzählen Sie mehr von Ihrer Mutter." „Warum erzählen Sie mir das alles?" „Haben Sie sonst niemanden, dem Sie sich anvertrauen können?" „Ihnen hilft es, mit mir zusammen um unsere Mütter zu trauern."
Es-Fokussierung	„Ärzte sollten ihre Patienten nicht als Therapeuten für sich selbst nutzen."
Lebenswelt-Fokussierung	„Sie kennen doch bestimmt einen guten Trauertherapeuten."

Auf die Antwort des Arztes gibt es wieder sieben Möglichkeiten zu antworten; so kann das Gespräch weitergeführt werden.

3.5 „Was geht der Streit mich an?"

Wer mit Patienten und ihren Angehörigen zu tun hat, trifft immer auch auf Konflikte in den Familien. Mit und um Patienten kann viel gestritten werden und wird viel gestritten. Patienten und ihre Angehörigen geraten aneinander. Angehörige führen gegeneinander Krieg. Da stellt sich Ärzten und Pflegekräften die Frage: „Was geht das mich an?"

Ein Beispiel: Auf der Palliativstation liegt seit acht Tagen ein 30-jähriger Patient. Er ist nicht verheiratet, lebt aber mit seiner gleichaltrigen Lebensgefährtin im gemeinsamen Haushalt. Sie haben keine Kinder. Als Einzelkind ist er bei seinen Eltern aufgewachsen. Vor zwei Jahren wurde bei ihm ein Plattenepithelkarzinom des Zungenrands diagnostiziert und operiert. Bald danach kam es zur Metastasierung in die zervikalen Lymphknoten, zum Wachstum der ossären Metastasen und es traten Milz- und Lebermetastasen auf. Der Patient ist ansprechbar und sehr aufmerksam. Eine Vorsorgevollmacht hat er gleich nach der Diagnose zugunsten seiner Mutter ausgestellt. Eine Patientenverfügung gibt es nicht. Bei seiner stationären Aufnahme ist auf seinen Wunsch hin seine Lebensgefährtin in sein Zimmer mit aufgenommen worden. Die Lebensgefährtin geht stundenweise ihrer Berufstätigkeit nach. Sehr bald entwickelt sich ein Konflikt zwischen der Lebensgefährtin und der drei Tage nach seiner stationären Aufnahme angereisten Mutter. Die Mutter drängt sich zwischen den Patienten und seine Lebensgefährtin und bezeichnet diese dem Team gegenüber als überlastet und ungeeignet für die Versorgung ihres Sohnes. Bis in die Nachtstunden hinein bleibt sie im Patientenzimmer, hinterfragt und kommentiert alle Maßnahmen der Pflegefachkräfte. Sie fordert „Maximalmedizin".

[6] Picardie 2007, S. 20f.

Die Lebensgefährtin ist sehr verunsichert, zieht sich zurück und weint viel. Der Patient greift nicht ein. Die Pflegekräfte sind durch den Konflikt stark belastet und auch gespalten. Einige fordern vom Stationsarzt einzugreifen, andere sagen, das müsse man aushalten.

Ärzte und Pflegekräfte werden öfter, als sie es möchten, Zeugen solcher und ähnlicher Konflikte, auch am Lebensende von Patienten. Auf manchen Palliativstationen häufen sich solche Konflikte derart, dass bei Palliativstationen auch von psychosozialen Stationen gesprochen wird. Die Konfliktparteien haben Ziele, Bedürfnisse, Wünsche oder Strebungen, die sich gegenseitig ausschließen. Und jede Partei will sich jetzt sofort mit Macht durchsetzen. Wie damit umgehen? Es gibt mehrere *Möglichkeiten:*

3

- *Nicht eingreifen:* Man ist nicht selbst an dem Konfliktgeschehen beteiligt, nimmt es zur Kenntnis, hält sich heraus und greift nicht ein. „Es ist nicht meine Angelegenheit." Es kann allerdings versucht werden, mich in den Konflikt hineinzuziehen.
- *Eingreifen:* Man wird von dem Konflikt und den Beteiligten persönlich angerührt, kann den Streit kaum aushalten und greift aus eigenem Antrieb ein, um den Konflikt zu beenden. Die Frage ist, ob die Konfliktparteien das akzeptieren. *Wenn ich in den Konflikt eingreife, werde ich Teil des Konflikts.* Der Konflikt kann dadurch verschärft, aber auch entschärft und einvernehmlich gelöst werden. Vermittlungsversuche aus eigenem Antrieb können ihr Ziel leicht verfehlen: Die Streitenden gehen vereint gegen den selbsternannten Streitschlichter vor.
- *Vermitteln:*
  - Man wird von beiden Streitparteien gemeinsam ausdrücklich gebeten, im Konflikt zu vermitteln. Die Frage ist, ob ich dazu bereit bin. Wenn ja, ist zu entscheiden, welchen Ansatz ich für die Moderation wähle.
  - Man wird von einer Streitpartei gebeten zu vermitteln, das heißt meistens jedoch ihr beizustehen. Wenn ich dazu bereit bin, habe ich als erstes die Zustimmung von der Gegenpartei für meine Moderation einzuholen. Ohne deren Zustimmung ist es nicht sinnvoll, mit der Moderation zu beginnen. Wird die Anfrage abgewiesen, bleibt die Möglichkeit, mit der interessierten Partei zu überlegen, wie sie mit der Ablehnung umgehen möchte und was sie ihrerseits tun kann, um vielleicht doch noch eine Annäherung zu erreichen.
- *Streit schlichten:* Man wird von Dritten gebeten, den Streit zu schlichten. Eine Pflegefachkraft bittet z. B. den Stationsarzt, den Streit unter den Angehörigen im Krankenzimmer zu schlichten. Es ist kritisch zu prüfen, ob ich den Auftrag übernehmen soll. Klug wird es sein, zuvor das Interesse des Auftraggebers zu erkunden.
- *Als Konfliktpartei handeln:* Man wird gegen den eigenen Willen in den Konflikt hineingezogen, so dass man gezwungen ist, aktiv als Konfliktpartei zu handeln, oder man solidarisiert sich bewusst mit einer Konfliktpartei. Wenn ich selbst Konfliktpartei bin, werde ich mich für eine von mir gewünschte Lösung einsetzen. Was will ich erreichen? Mich ganz durchsetzen oder einen Kompromiss erreichen? Danach werde ich meine Verhandlungsstrategie ausrichten, gegebenenfalls auf Machtressourcen zurückgreifen, wie z. B. auf das Hausrecht und Hausverbot erteilen.

Ein *Vermittler* trifft keine eigenen Entscheidungen bezüglich des Konflikts, er ist *lediglich für ein faires Verfahren verantwortlich.* Bei der Vermittlung geht es nicht um Schuldzuweisungen oder psychotherapeutische Aufarbeitungen. Veränderungen im Verhalten der Streitenden werden nur insoweit angestrebt und gefördert, wie sie für die Lösung des Konflikts erforderlich sind. Das Ziel ist eine verbindliche gemeinsame Vereinbarung darüber, wie der Streit beendet werden kann. Die Bedürfnisse und Interessen aller Beteiligten sind möglichst zu berücksichtigen, denn Versöhnung ist keine Einbahnstraße.[7]

Neben dem inhaltlichen Ziel der Vermittlung – beispielsweise Regelung der Besuche, Entscheidungsverantwortung für den Sterbenskranken, Verlegung in eine andere Klinik, Anlegen einer PEG – gibt es auch Ziele, die die Kommunikation der Streitenden selbst betreffen. Ein erstes Anliegen jeder Vermittlung kann es daher sein, die Konfliktparteien überhaupt wieder ins Gespräch miteinander zu bringen. Das angestrebte Ziel ist: Sie sprechen alle (wieder) offen und ehrlich miteinander und es bedarf keiner Vermittlung mehr durch Dritte.

Falls alle Vermittlungsversuche scheitern und die Parteien unerbittlich miteinander verfeindet sind und bleiben, muss eine Institution, die Entscheidungskompetenz und Macht in der Sache hat, angerufen werden; notfalls ist der Rechtsweg zu wählen und ein Gericht muss entscheiden.

In den meisten Fällen können Ärzte und Pflegekräfte den Streitereien in den Familien nur zusehen. Sie sind weder erwünscht noch befugt, schlichtend einzugreifen. Die Erfolgsaussichten sind auch nicht groß.

FOKUSSIERUNGSMODELL

Familienstreit: Die Stationsleitung der Pflegekräfte fordert die Stationsärztin auf: „Die Streitereien im Zimmer des Patienten belasten uns alle. Greifen Sie bitte ein." Die Ärztin kann zwischen mehreren Varianten wählen:

Ich-Fokussierung	„Ich gehe gleich ins Zimmer."
Du-Fokussierung	„Erzählen Sie mir mehr." „Was hindert Sie, das Problem selbst anzugehen?" „Haben Sie den Patienten nach seiner Meinung gefragt?" „Sie ärgern sich über die aggressive Mutter?"
Es-Fokussierung	„Seit Generationen streiten Mütter mit ihren Schwiegertöchtern."
Lebenswelt-Fokussierung	„Sollten wir das nicht besser unserer Psychologin überlassen?"

Auf die Antwort der Stationsleitung gibt es wieder sieben Möglichkeiten zu antworten; so kann das Gespräch weitergeführt werden.

3.6 Selbstschutz und Abgrenzung

Der behandelnde Arzt untersucht einen Patienten mit einem bösartigen Tumor, stellt neue Metastasen fest und sagt zum Patienten: „Jetzt stehen Sie aber mit dem Rücken an der Wand." Der Patient ist doppelt geschockt, von dem Befund und von dem Satz des Onkologen. Er konfrontiert den Arzt: „Warum sind Sie so kalt?" Der Arzt: „Wenn ich einfühlsam wäre, könnte ich meinen Beruf nicht ausüben. Das hielte ich nicht aus."

Maurer haben Schwielen an ihren Händen. Die Schwielen schützen vor den rauen Steinen und dem beißenden Mörtel. Ohne Schwielen an ihren Händen könnten Maurer ihren Beruf nicht ausüben. Auch Schlosser haben Schwielen an ihren Händen. Die Schwielen schützen ihre Haut vor dem harten Eisen der Feilen. Ohne Schwielen an den Händen

[7] Fisher/Ury/Patton 2009

könnten auch Schlosser auf Dauer ihren Beruf nicht ausüben. Müssen Ärzte und Pflegekräfte auch „Schwielen“ bilden (haben) – und zwar an ihrer Seele, damit sie ihren Beruf auf Dauer ausüben können? In jedem Fall müssen sie sich selbst schützen und dafür sorgen, dass sie ihren Beruf ausüben können, ohne dabei „Schaden an Leib und Seele“ zu nehmen.

Um sich schützen zu können, sollte man wissen, wo man verletzlich ist. Folgende Fragen dienen der *Selbsterforschung:*

- *Wofür bin ich weit geöffnet?*
  - Wovon lasse ich mich berühren?
  - Was trifft mich schnell?
  - Wovon lasse ich mich tief treffen?
  - Wie sensibel bin ich?
- *Wann bemerke ich, dass ich berührt bin?*
  - Woran erkenne ich das?
  - Wer/was macht mich aufmerksam, dass ich getroffen bin?
  - Wie verhalte ich mich, wenn ich persönlich berührt bin?
- *Wie schütze ich mich vor zu tiefen Berührungen?*
  - Wie grenze ich mich gegen das Leid anderer ab?
  - Wie sehen meine „Schwielen“ aus?
  - Wie pflege ich meine „Schwielen“?
  - Wer kann mir dabei helfen?

Wer kranken und sterbenden Menschen begegnet und sie lange begleitet, wird immer wieder auf sich selbst zurückgeworfen und mit *seinen eigenen Grenzen konfrontiert.*

Ein Weg, sich vor zu großer Nähe und zu starker Berührung durch das Leiden und Sterben anderer zu schützen, ist beispielsweise, stärker auf den Wechsel von Nähe und Distanz zum Patienten und seinen Angehörigen zu achten, beweglich zu bleiben. Die Du-Fokussierung erlaubt es, in den Gesprächen nahe zu sein und doch auf Distanz zu bleiben: „Sie sind krank und ich bin es (glücklicherweise) nicht.“

Zum Selbstschutz gehört es auch, dem Patienten und seinen Angehörigen ihre Verantwortung zu lassen und sie nicht zu übernehmen, und (spätestens) bei eigenen Erschöpfungssymptomen eine kreative Pause zu machen.

FOKUSSIERUNGSMODELL

Ein erschöpfter Kollege: Seit längerer Zeit fällt Ihnen ein Kollege auf. Früher ist er immer pünktlich zum Dienst erschienen. Jetzt kommt er unregelmäßig zu spät und hat immer eine andere Ausrede. Wenn man ihn darauf anspricht, reagiert er sehr verärgert. Bei der Arbeit wirkt er fahrig und wenig konzentriert. Mitunter vergisst er, was er gerade machen wollte. Er macht öfters Pausen, setzt sich erschöpft hin und klagt über Kopf- und Rückenschmerzen. Trotzdem wird ihm nichts zu viel. Sie können wählen, wie Sie ihn ansprechen:

Ich-Fokussierung	„Ich mache mir Sorgen um Dich."
Du-Fokussierung	„Mach Deinem Herzen Luft." „Was ist mit dir los?" „Brauchst Du Hilfe?" „Du wirkst ziemlich erschöpft."
Es-Fokussierung	„Ärzten fällt es schwer, für sich selbst zu sorgen."
Lebenswelt-Fokussierung	„Unser Supervisor könnte mit Dir eine Einzelsupervision machen."

Auf die Antwort des Kollegen gibt es wieder sieben Möglichkeiten zu antworten; so kann das Gespräch weitergeführt werden.

3.7 Damit die Gespräche kreativ und wirksam werden

Die Metapher „Götter in Weiß" charakterisiert die Erwartungen vieler Ärzte an sich selbst und die Erwartungen von Patienten an die Ärzte. Götter leben grenzenlos und verfügen über unendliche Kraft. Diese Selbsttäuschung wird durch ein fatales Missverständnis auf den Punkt gebracht, wenn Ärzte von sich sagen: „Ich bin zuerst Arzt und dann Mensch." Diese Selbsttäuschung hat natürliche Folgen.

Patienten und auch ihre Angehörigen haben in der Regel *utopische Erwartungen an Ärzte* und Pflegekräfte. Sie sollen immer für sie erreichbar, empathisch, fachlich auf dem höchsten Niveau sein und erfolgreich heilen. Ärzte und auch Pflegekräfte machen wiederum utopische Angebote wie „Wir sind immer für Sie da.". „Mit uns können Sie sprechen." „Wir nehmen uns so viel Zeit für Sie, wie Sie brauchen." „Das Wohl unserer Patienten steht bei uns im Vordergrund." Das Problem ist nur: Utopische Erwartungen können Menschen zerstören, wenn sie versuchen, sie zu erfüllen. Und weil vor allem Ärzte das versuchen, wirkt sich das so aus, dass die „Götter in Weiß" menschlich verarmen, mit schlimmen Folgen: Ärzte haben im Vergleich zu anderen akademischen Berufen eine kürzere Lebenserwartung, eine höhere Suizidquote, eine stärkere Abhängigkeit von Medikamenten und Alkohol, eine höhere Scheidungsquote und eine Gefährdung für Straftaten (Abrechnungsbetrug).[8]

Woher sollen erschöpfte Menschen, und auch Ärzte und Pflegekräfte sind Menschen, die Kraft nehmen, sich auf andere Menschen einzustellen, sich ihnen zuzuwenden und ihnen zuzuhören? Ohne wirksame eingrenzende Selbstsorge wird es kaum möglich sein, Gespräche kreativ und wirksam zu führen.

Unser *Wohlbefinden* folgt aus einer bewussten Lebensgestaltung; dazu gehören:

- *Schlafen:* Jeder Mensch muss schlafen. Ausreichender Schlaf ist auch für Ärzte und Pflegekräfte lebensnotwendig. Schlafdefizit und -entzug führen zur körperlichen Erschöpfung und zu psychischen Störungen bis zur Psychose. Schlaflosigkeit kann tödlich sein. Zum Schlafen gehört das Träumen: Träumen dient der psychischen Gesundheit („Stuhlgang der Seele" im Psychologenjargon). Für jeden Menschen sind sieben bis acht Stunden förderlich. Vorbereiten (sich vom Tag verabschieden) und Nachbereiten des Schlafs (den neuen Tag begrüßen). Die Leistungsgesellschaft steht dem Schlafen feindlich gegenüber.
- *Sich Ernähren:* Jeder Mensch braucht Nahrung für Körper und Geist. Falsches Ernähren führt körperlich zu Erkrankungen und Krisen sowie psychisch zu Orientierungslosigkeit, Fehlhaltungen. Fast-food ist das Gegenteil von gesunder Ernährung und auch Arbeitsessen ernähren nicht.
- *Allein sein:* Allein sein ist nicht gleich zu setzen mit Einsamkeit. Jeder Mensch kann nur mit sich selbst leben, nimmt sich selbst immer mit. Es ist kein Urlaub von sich möglich. Sich sitzend aushalten, ohne „etwas zu tun", keine Beschäftigung, keine Musik, keine Lektüre, nicht essen oder trinken. Täglich einfach eine Viertelstunde ganz bei sich sein.
- *Sich anderen mitteilen:* Der Wunsch des Weisen ist ein Ohr, das sich ihm zuneigt und ihm zuhört. Ärzte und Pflegekräfte erleben viel Schlimmes und sie brauchen Men-

---

8 Schiffter 2005; Schulz 2015; Meyer 2019

schen, denen sie sich mitteilen können, die sie stützen und von denen sie getragen werden.
- *Sich bewegen:* Die Auswahl, wie man sich bewegen kann, ist groß. Bewegung ist ein anerkanntes Therapeutikum. Sich täglich zu bewegen schützt davor, körperlich, psychisch und kognitiv steif zu werden und zu erstarren.

Wenn Ärzte und Pflegekräfte zeigen, dass sie nicht mehr können, riskieren sie eventuell, deswegen als ungeeignet für die Arbeit angesehen zu werden. Sie können aber auch erfahren, dass die Kollegen sie auffangen und unterstützen, wie die beiden folgenden Beispiele zeigen. „Ein paar Tage schon hatte ich die Patientin, der der Krebs den ganzen Unterleib und die Oberschenkel zerfressen hatte, gepflegt. Dann habe ich ihr Aussehen und den Gestank nicht mehr ertragen, habe mich erbrochen und konnte das Zimmer nicht mehr betreten. Ich habe mich geschämt und hatte Schuldgefühle, als ich das meinen Kollegen gesagt habe. Die haben das aber verstanden, die Pflege übernommen und sich dabei abgewechselt."

In gut geführten Teams wird großer Wert auf gegenseitige Unterstützung gelegt. Dafür wird Zeit reserviert und dafür gibt es Rituale. Nachdem auf einer Palliativstation an einem Tag mehrere Patienten verstorben waren, trafen sich die Mitarbeiterinnen im Stützpunkt, stellten sich im Kreis auf, fassten sich an den Händen, trauerten und weinten gemeinsam.

KAPITEL

4 Verstehen und sich verständigen

4.1 Warum die Kommunikation situationsgerecht sein sollte

Wie kann ich einem kranken Menschen begegnen? Wie kann ich mit ihm sprechen? Was soll ich sagen? Was sollte ich besser nicht sagen? Worauf sollte ich achten? Bei der Begegnung mit Kranken geht es darüber hinaus auch darum, sich ihnen sorgsam zuzuwenden, sie zu betreuen, für sie zu sorgen, sie zu pflegen und zu behandeln. Die Sprache ist nur ein Aspekt der Begegnung.

Autoren der Bücher zur ärztlichen Kommunikation erklären, was in der Kommunikation falsch oder richtig ist, welche Sätze man sagen darf oder nicht sagen sollte. Manche geben an: „So gelingt ein Arztgespräch.“[1] Der Arzt darf z. B. sagen: „Welche Informationen haben Sie von den Ärzten über Ihre Erkrankung bekommen?“ – „Haben Sie gedacht, es könnte Krebs sein?“ – „Es gibt unendlich viel, was wir für Sie und ihre Familie noch tun können.“ Nicht sagen sollte ein Arzt z. B.: „Jetzt kann ich nichts mehr für Sie tun.“ – „Sie müssen leider mit ihren Schmerzen leben.“ – „Reißen sie sich zusammen.“ – „Ich habe diese und nächste Woche leider keine Zeit.“[2] Es werden Sätze empfohlen, welche die Würde von Kranken berücksichtigen sollen, beispielsweise: „Fühlen Sie sich behaglich?“ – „Auf was sind Sie in Ihrem Leben besonders stolz?“ – „Können Sie Ihre jetzige Situation annehmen?“ Wieder andere Autoren benennen nonverbale Signale, die das Gespräch mit Patienten unterstützen. Zum Beispiel: „Direkter Blickkontakt, der nicht als Anstarren erlebt wird. – Dem Patienten direkt gegenübersitzen. – Offene Körperhaltung. Leicht nach vorn gebeugte Haltung. – Freundlicher Gesichtsausdruck.“[3]

Konkret ausformulierte und bewertete Sprachvorgaben können für spezielle Einzelfälle zutreffen, aber generell taugen Vorgaben dieser Art nicht für eine angemessene Kommunikation mit Kranken. Bei solchen Vorgaben werden nämlich weder die Rahmenbedingungen der jeweiligen Situation, die verschiedenen Charaktereigenschaften der Kranken und ihrer Begleiter noch die Komplexität von Kommunikation und die Vielfalt der Sprache berücksichtigt. Ein kleines Beispiel: Für einige Autoren gehört der Handschlag unbedingt zur Begrüßung des Patienten. In Zeiten der Coronapandemie ist auf den Handschlag unbedingt zu verzichten, um eine Ansteckung durch das Virus zu vermeiden.

Soll die Kommunikation gelingen, dann ist die Lebenswirklichkeit möglichst aller Beteiligten gebührend zu berücksichtigen. Deshalb sollte man nicht vorab festlegen, was man Patienten nicht sagen oder sagen sollte, was würdebezogen oder nicht würdebezogen ist. Derselbe Satz, der den einen Patienten erfreut, kann einen anderen Patienten verlet-

[1] Gottschling 2019, S. 66–72
[2] Husebø/Klaschik 2003, S. 150f.
[3] Schweickhardt/Fritzsche 2007, S. 35

zen. Bewertungen eines Gesprächs durch die Partner können völlig gegenläufig sein: Für den einen war das Gespräch gut, für den anderen jedoch schlecht.

Unser persönliches Befinden prägt unsere Kommunikation mit. Wenn es mir schlecht geht, bin ich sehr eingeschränkt, mich anderen Menschen zuzuwenden. Wer starke Zahnschmerzen hat, kann einen Patienten vermutlich nicht freundlich fragen: „Wie fühlen Sie sich?" Wenn ein Arzt von einem fordernden Patienten total genervt ist, kann es völlig angemessen sein zu sagen: „Jetzt kann ich wirklich nichts mehr für Sie tun." Außerdem ist zu berücksichtigen: Manche Menschen sind hartgesotten und brauchen eine andere Ansprache als andere, die empfindlich sind. Wie jemand spricht oder ansprechbar ist, das hängt eben auch von seiner persönlichen Lage und seinem Charakter ab. Wir sind kein Nichts, keine leblosen Neutra oder Roboter, sondern empfindsame Menschen.

Fragen und Antworten sollten der Situation und der Person angemessen sein und passen. Die Kommunikation mit kranken Menschen ist zu komplex, um sie durch starre Regeln oder Standardsätze meistern zu können. Ein selbstkritischer Mensch erlebt sich, kennt seine Stärken und Schwächen, spürt seine Gefühle und Beweggründe und bemüht sich, seine Gespräche bewusst zu führen. Wünschenswert ist es, für das Unerwartete offen zu sein und über eine Grammatik der Gesprächsführung zu verfügen, die situativ und kontextbezogen flexibel genutzt werden kann.

Kommunikationstheoretiker und Psychologen haben zahlreiche Theorien, Modelle und Methoden für die Kommunikation entwickelt[4]. Die Kommunikationstheorien muss man nicht unbedingt kennen, wohl aber alltagstaugliche Modelle und Methoden der Kommunikation, um in der Lage zu sein, Gespräche bewusst zu organisieren und zu strukturieren. Modelle der Kommunikation sind nötig, um sich Zusammenhänge und Abläufe der Kommunikation vorstellen zu können. Methoden der Kommunikation sind erforderlich, um Begegnungen mit Kranken situationsgerecht gestalten zu können.

Modelle und Methoden der Kommunikation gleichen Notenzeichen in der Musik. Noten stehen auf dem Notenblatt. Wenn sie nicht gespielt werden, bleiben sie stumme Möglichkeiten. Erst wenn Musiker die Noten auf ihren Instrumenten spielen, werden sie lebendig. Genauso ist es mit den Modellen und Methoden der Kommunikation. Sie wirken nur, wenn jemand sie anwendet. Der Anwender hat dafür kein Instrument: Er selbst ist das Instrument.

4.2 Das Hier und Jetzt nutzen und der eigenen Wahrnehmung trauen

„Das Hier und Jetzt: Nutzen Sie es, nutzen Sie es, nutzen Sie es. Das Hier und Jetzt ist die Hauptquelle der therapeutischen Wirkung, die Goldquelle der Therapie, der beste Freund des Therapeuten (und damit des Patienten)." plädiert Irvin D. Yalom.[5]

Begegnungen mit Kranken finden im Hier und Jetzt statt. Das Hier und Jetzt bezeichnet die unmittelbaren Vorgänge hier in diesem konkreten Krankenzimmer, in dieser Klinik,

4 Watzlawick/Beavin/Jackson 1974; Watzlawick/Weakland/Fisch 1975; Rogers 1983, 1986; Frindte 2001; Zimbardo/Gerrig 2004; Schulz von Thun 2005 u. a.

5 Vgl. Yalom 2002. S. 61ff.

in diesem Hospiz, in dieser Stadt und jetzt genau zu diesem Zeitpunkt um 16 Uhr am 20. Dezember 2020. Im Hier und Jetzt finden die Begegnungen der Ärzte, Pflegekräfte und Patienten statt. Im Hier und Jetzt zeigt sich, was den Kranken jetzt bewegt und was für ihn jetzt wichtig ist. Im Hier und Jetzt zeigt sich auch, was den Arzt, die Pflegekräfte und die Besucher bewegt und was für sie wichtig ist. Das Vergangene und Zukünftige spielen nur eine untergeordnete Rolle.

Yalom verlangt für Therapien ein Hier-und-Jetzt-Gehör zu entwickeln. Wir verfügen aber über mehr Sinne als nur über das Gehör, mit denen wir das Hier und Jetzt wahrnehmen können. Folglich sollten wir eine Hier-und-Jetzt-Wahrnehmung mit allen Sinnen entwickeln. Die Wahrnehmung und Beachtung des Hier und Jetzt ist immer spannender als der Rückgriff auf eher abstrakte oder vergangene Momente.

Das Beobachten, Beachten und Erspüren der gegebenen Situation ist eine wichtige Voraussetzung für eine situationsgerechte Kommunikation. Um das Hier und Jetzt zu nutzen, gilt es, sich auf das zu konzentrieren, was gerade geschieht, und das Wahrgenommene zu beachten und zu berücksichtigen. Die Wahrnehmungen liefern reichlich Material, die Kommunikation situationsgerecht zu gestalten. Der Patient und seine Umgebung sind meine Ressource für meine Gesprächsführung und ich selbst bin mit meiner Umgebung auch meine Ressource für meine Gesprächsführung. Und die Vorkommnisse und das Verhalten der im Hier und Jetzt Beteiligten sind ebenfalls Ressourcen für die Gesprächsführung.

- *Begegnung in einer Praxis:* Wie sieht der Patient aus? Wie kommt der Patient ins Behandlungszimmer? Was strömt er aus? Wie setzt er sich hin? Wie schaut er mich an? Was sind seine ersten Worte? Wie reagiert er auf meine Begrüßung? Was löst er bei mir aus? Zu- oder Abneigung? Wie reagiere ich innerlich? Wie äußerlich? Was biete ich dem Patienten an? Was möchte ich vermeiden? Die Kleidung des Patienten kann ein Anknüpfungspunkt für das Gespräch sein.
- *Begegnung in einem Krankenzimmer:* Wie grüßt der Patient? Wie liegt er im Bett? Wie verhält er sich? Was erzählt er? Wie ist die Luft im Zimmer? Wer ist noch im Zimmer? Was löst der Patient in diesem Krankenzimmer bei mir aus? Wie begrüße ich den Patienten? Was beeindruckt mich an ihm? Wie verhalte ich mich? Was biete ich dem Kranken an? Ein Buch auf dem Nachttisch kann eine Quelle für das Gespräch sein.

Der Gegensatz zum Hier und Jetzt ist das Dort und Damals. Ereignisse an anderen Orten sowie Vergangenheit und Zukunft werden nicht ausgeklammert oder vergessen, sondern im Hier und Jetzt wahrgenommen. Aus dem Hier und Jetzt erhalten sie ihre Bedeutung, sind sie zu verstehen und zu interpretieren. Eine Verklärung der Vergangenheit sagt z. B. immer auch etwas darüber aus, wie die Gegenwart empfunden und bewertet wird.

Gespräche sind für gewöhnlich lebendig und konstruktiv, wenn das Hier und Jetzt beachtet und der eigenen Wahrnehmung getraut wird.

4.3 Was unsere Gespräche beeinflusst

In ihrer Ausbildung lernen Ärzte und Pflegekräfte eine Individuum zentrierte Kommunikation nach dem Leitsatz „Ich und der Patient". Daher neigen sie dazu, das komplexe Sozialgeflecht, in dem sie und der Patient sich befinden, auf eine reine Zweier-Beziehung „Patient und Arzt" bzw. „Patient und Pflegekraft" zu reduzieren. Diese Reduktion des komplexen Beziehungsgeflechts und der zahlreichen Einflussfaktoren auf die zwei agierenden Personen wird der gegebenen Sachlage nicht gerecht. Denn Gespräche sind immer – ob wir es wollen oder nicht – eingebunden in einen konkreten sozialen Kontext. Deswegen ist dieses Eingebundensein bei der Gesprächsführung zu berücksichtigen.

Während einer Begegnung sind wir immer zugleich Sender und Empfänger. Es ist nicht möglich, nur Sender oder nur Empfänger zu sein. Wenn wir eine Botschaft senden, empfangen wir sogleich die Antwort des Empfängers, zumindest über die Körpersprache. Und wenn wir eine Botschaft empfangen, senden wir sogleich eine Antwort auf die Botschaft des Senders. Wenn wir mit jemandem zusammen in einem Raum sind, können wir nicht nicht kommunizieren. Irgendwie verhalten wir uns zu ihm, wie auch immer.

Wenn in den Leitbildern von Kliniken und Heimen unter anderem behauptet wird: „Der Patient steht immer im Mittelpunkt“, dann stimmt das nur bedingt. Vielmehr befindet sich jeder Patient in einem komplizierten sozialen Geflecht mit vielen Abhängigkeiten und Unwägbarkeiten. Kranke erleben das bisweilen so: *„Der Kranke ist dem System ausgeliefert, weil niemand in diesem System bereit ist, ernsthaft mit ihm zu sprechen. Klar: Diagnose, Prognose, Therapie, es wird beinhart aufgeklärt, aber wirklich miteinander gesprochen wird nicht. Dabei könnte man allein dadurch helfen, dass man mit den Menschen spricht, zu Gedanken animiert oder nach Ängsten und Wünschen fragt. Denn dann wäre der Kranke wieder am Prozess beteiligt, dann wäre er aus dieser Statik befreit, die einem die Krankheit aufzuzwingen versucht.“*[6]

Kranke, ihre Ärzte und Pflegekräfte sind eingebunden in ein Netz von Angehörigen und Freunden, anderen Ärzten (Ärzteverbänden), Pflegekräften (Berufsverbänden), Physiotherapeuten, Psychologen, Seelsorgern (Glaubensgemeinschaften), Hospizbegleiter, Kliniken, Heimen, Hospizen, Krankenkassen, Rentenversicherungen, Pharmazeutischer Industrie, Apothekern, Rettungsdiensten, Kontrollinstanzen.

Im Brennpunkt dieses Geflechts steht zwar idealtypisch der Kranke, aber er steht dort nicht wirklich. Denn es geht in gleicher Weise ebenfalls um die Belange aller anderen Beteiligten. Das Zusammenspiel, die Wechselbedingungen und -beziehungen, in denen Patienten mit ihren Ärzten und Pflegekräften leben, bilden somit ein dichtes Geflecht von Interdependenzen.

Gegenseitige Abhängigkeiten und gesellschaftliche Zwänge wirken auf jeden ein. Die Interdependenzen sind auch eingebunden in gesellschaftliche, das heißt innerstaatliche und zwischenstaatliche Prozesse. Aus den Interdependenzen ergeben sich die Rahmenbedingungen (Kommunikation, Werte, Personal, Zeit, Kosten, Medikamente) für die Begegnungen und Gespräche zwischen den Patienten, ihren Ärzten, Pflegekräften und Angehörigen.

In je eigener Weise wirken die Menschen und die Institutionen auf die Begegnungen mit Kranken ein. Alle sind auf Grund der Erkrankung miteinander verbunden, leben von und in dieser Verbindung. Das Wohlbefinden aller Beteiligten wird angestrebt und ist letztlich auch das Maß für ihre Zufriedenheit. Die beteiligten Menschen und Gruppen unterstützen, behindern oder verhindern mit ihren Aktivitäten, Möglichkeiten, Grenzen und Interessen die Qualität der Versorgung der Kranken. Zusammen sind wir alle verantwortlich für den Status, die Wertschätzung, die Anerkennung und Würde kranker und pflegebedürftiger Menschen in unserer Gesellschaft.

[6] Schlingensief 2010, S. 88

Wie jemand mit anderen spricht, das hängt auch von seinem jeweiligen persönlichen Befinden ab. Wenn es mir schlecht geht, bin ich sehr eingeschränkt, mich anderen Menschen zuzuwenden. Wer starke Zahnschmerzen hat, kann einen Patienten vermutlich nicht freundlich fragen: „Fühlen Sie sich wohl?" Wenn ein Arzt von einem fordernden Patienten total genervt ist, kann es völlig angemessen sein zu sagen: „Jetzt kann ich wirklich nichts mehr für Sie tun." Wie jemand handelt oder ansprechbar ist, das hängt nicht zuletzt von seinem Naturell und seinen persönlichen Eigenschaften ab. Manche Menschen sind hartgesotten und andere sind sensibel. Wir sind kein Nichts, keine leblosen Neutra oder Roboter, sondern empfindsame Menschen.

Wie frei sind wir, die Begegnungen mit Patienten zu gestalten? Wie weit ist es möglich zu handeln und sich nicht durch äußere Faktoren bestimmen zu lassen? Ein selbstkritischer Mensch kennt seine Stärken und Schwächen, ist sich seiner Einbindungen und Abhängigkeiten bewusst, spürt seine Gefühle und Beweggründe und bemüht sich angemessen zu handeln. Wünschenswert ist es, für das Unerwartete offen zu sein und dafür über Kommunikationsvarianten, die situativ und kontextbezogen flexibel eingesetzt werden können, zu verfügen. Trotz aller Einbindungen und Abhängigkeiten gilt: Alles, was ich sage, stammt von mir. Ich bin verantwortlich für das, was ich sage oder nicht sage.

4.4 Vorurteile und Klischees überprüfen

„Gehen Sie unvoreingenommen auf andere Menschen zu!" heißt es in Beratungsführern. Gespräche ohne Vorurteile führen und ganz ohne Klischees? – Ist es überhaupt möglich, ein Gespräch ohne Vorurteil zu beginnen? Klischees im Alltag zu vermeiden?

Wir gehen davon aus, dass wir immer Vorurteile haben und uns auch an Klischees bedienen. Zumal es viele alte, weitverbreitete, unausrottbare Vorurteile gerade im Gesundheitsbereich gibt. Wir erinnern an die Vorurteile gegenüber Chirurgen und Psychiatern oder an die Vorurteile von Ärzten gegenüber Pflegekräften und umgekehrt. Persönliche Vorurteile gibt es z. B. gegen bestimmte Personen, Familien, Berufe, Organisationen. Eigentlich ist nichts und niemand vor einem Vorurteil geschützt.

Vorurteile sind subjektive stabile Einstellungen gegenüber Gruppen beziehungsweise Personen, die dieser Gruppe angehören und die sich jemand ohne Prüfung der Tatsachen voreilig, im Voraus, über jemanden oder etwas gebildet hat. Sie versperren den Weg zu dem anderen Menschen. Vorurteile beruhen oftmals nicht auf eigenen Erfahrungen, sondern werden übernommen. Sie können positiv oder negativ sein; mit Sympathie verbunden oder mit Antipathie. Vorurteile gegenüber Gruppen werden auf ihre Mitglieder übertragen.

Durch vorschnelles Urteilen ohne genauere Kenntnis des Sachverhaltes, durch starres, dogmatisches Festhalten an Fehlurteilen, indem triftige Gegenargumente nicht anerkannt werden, und durch falsche Verallgemeinerungen, die von Einzelfällen auf allgemeine Gültigkeit schließen, verletzen wir unseren Gesprächspartner. Vorurteile lassen eine faire Abwägung der jeweils besonderen Umstände vermissen. Wir sind schon festgelegt, wenn wir den anderen sehen oder von ihm hören. Man sieht die Fakten, wenn man sie sehen will. Andernfalls werden sie so verbogen, dass sie einem passen. Vorurteile regelmäßig zu wiederholen, führt zu einer Illusion von Glaubwürdigkeit.

Können wir uns vor eigenen und fremden Vorurteilen schützen oder sind wir ihnen hilflos ausgeliefert? Was passiert, wenn man seine Vorurteile unterdrückt? Nicht wahrhaben will, dass man sie selbst sehr wohl hat?

Sympathie und Antipathie, die sich oft bereits aus dem ersten Eindruck eines anderen herleiten, entscheiden über das Wohlwollen, das Vertrauen und die Geduld im Umgang miteinander. Sollte empfundene Nähe oder Distanz ausdrücklich mitgeteilt werden? Zumeist merken die Beteiligten, ob ein Vorurteil besteht. Offen ist, ob sie es ansprechen.

Vorurteile und Klischees liegen dicht beieinander. „Klischee" leitet sich ab von dem französischen Wort cliché und heißt übersetzt „Abklatsch". Damit sind allgemeine Aussagen gemeint, Schablonen, die nicht mit der Realität übereinstimmen. Viele, aber nicht alle Klischees sind verschlissene Rede- und Denkweisen, die ohne persönliche Überprüfung unbedacht übernommen und verbreitet werden. Klischees entstehen aufgrund fehlender Überprüfung. Sie können auch davor schützen, sich näher auf eine Sache einzulassen. Beispiele für klischeehafte Redewendungen:

- Sterben und Tod sind in unserer heutigen Gesellschaft tabu.
- Patienten aus südlichen Ländern äußern Schmerzen überzogen.
- Früher sind die Menschen umsorgt von ihren Familien gestorben.
- Ärzte können schon wegen ihres Berufes sehr gut mit Sterben und Tod umgehen.
- Ärzte und Pflegekräfte haben keine Zeit für ihre Kranken und Sterbenden.
- Nur wer sein eigenes Sterben akzeptiert, kann Sterbende hilfreich begleiten.
- Gläubige Menschen sterben leichter.

Sucht man nach den sozialempirischen Fundierungen für diese Redewendungen, dann zeigt sich, dass sie fehlen und diese Thesen wissenschaftlich nicht begründet sind. Klischees, Vorurteile beziehungsweise Idealisierungen und Ideologien führen zu falschen Erwartungen, unberechtigten Schuldgefühlen und unnötigen Belastungen bei Patienten, Ärzten, Pflegekräften und Angehörigen. Sie be- oder verhindern eine fruchtbare Kommunikation.

Die Forderung, ohne Vorurteile, Annahmen oder Hypothesen in ein Gespräch zu gehen, kann niemand erfüllen. Jeder hat vor und in einem Gespräch gewisse persönliche Erwartungen, Annahmen und Vorurteile an das Gespräch. Was uns an anderen Menschen stört, hat oft viel mit uns selbst zu tun. Jemand, der sich selbst kritisch beobachtet, erkennt das und negiert seine Vorurteile nicht. Wenn ich sie erkenne, heißt das noch lange nicht, dass sie den anderen Gesprächsteilnehmern mitgeteilt werden müssen.

Unvoreingenommen ist niemand. Deshalb haben wir immer neu zu überprüfen, ob eine Annahme, denn Vorurteile und Klischees sind Annahmen, realitätsgerecht ist. Mit Annahmen kann man so lange arbeiten, bis klar wird, dass sie nicht zutreffen. Dann sind sie aufzugeben und durch andere, treffendere Annahmen zu ersetzen.

4.5 Der Schnellkochtopf – eine Metapher für den Umgang mit „Menschen unter Druck"

Gespräche mit Menschen, die unter Druck stehen, wie z. B. Schwer- und Sterbenskranke, sind schwierig und anstrengend. Wir vergleichen diese Kommunikation mit der Handhabung eines Schnellkochtopfs, auch Druckkochtopf genannt. Menschen und Schnellkochtöpfe unter Druck reagieren nämlich gleich, wenn man etwas in sie hineingeben möchte. Es gelingt nicht. Weder beim so charakterisierten Menschen noch beim Schnellkochtopf: Ein Schnellkochtopf ist ein spezieller dickwandiger Kochtopf, bei dem mit Druck gegart wird. Der Deckel hat einen Bajonettverschluss, eine Gummiringdichtung und ein Regelventil. Das fest in den Deckel integrierte Ventil ist mit der Deckelverriegelung gekoppelt, so dass der Topf nur dann geöffnet werden kann, wenn er nicht unter Druck steht. Im Topf ist auf dem Boden ein Sieb, auf das die zu garenden Kartoffeln gelegt werden. In den Topf kommt Wasser. Der Druck im Schnellkochtopf entsteht dadurch, dass das Wasser durch Gas oder Elektrizität erhitzt wird und verdampft. Durch den Druck wird der Wasserdampf heißer, deshalb ist das Gemüse eher gar. Will man den Deckel öffnen, muss man erst den Druck ablassen. Dafür gibt es drei Möglichkeiten: Man schiebt den Topf von der Herdplatte, gießt kaltes Wasser über den Topf oder hebt das Sicherheitsventil so an, dass der Druck entweichen kann.

Es gibt viele Dinge im Leben, die Menschen unter Druck setzen können. Schwer- und sterbenskranke Menschen kommen durch ihre lebensbedrohliche Erkrankung (Covid 19, Krebs, Schlaganfall, ALS oder Herzinfarkt) unter massiven Druck. Der Druck verschließt sie; sie sind nicht mehr offen für anderes und können nicht mehr zuhören. Noch so gut gemeinte Empfehlungen stoßen auf taube Ohren. Nichts kommt bei ihnen an: „Jetzt ertrage ich diese Anteilnahme und Aufmunterungen nicht, weil sie noch mehr Druck erzeugen." beklagte sich ein Patient.

Menschen unter Druck, Schwer- und Sterbenskranke, müssen erst Druck ablassen, ehe sie zuhören können. Beim Schnellkochtopf kann man die Energiezufuhr abschalten, um den Druck zu senken. Bei Schwer- und Sterbenskranken geht das nicht. Die lebensbedrohliche Erkrankung kann man nicht einfach „abschalten", sie bleibt. Versuche, auf den Patienten einzureden und ihn zu bedrängen, dass er zuhört – „Jetzt hören Sie mir endlich zu!!!" –, scheitern in der Regel und bewirken vermutlich, dass der Patient sich noch stärker verschließt oder verletzt reagiert. Die Beziehung zu ihm kann nachhaltig beschädigt werden. So bleibt nur noch das Sicherheitsventil.

Normalerweise werden Schwer- und Sterbenskranke diese Einladung annehmen, sich aussprechen und z. B. der Palliativärztin eine Chance geben, sie mit einem schützenden Mantel (lateinisch „pallium") zu umgeben.

Jeder Versuch, den Patienten zu bedrängen, kann das Ventil schnell verstopfen. Wenn der Patient spürbar Druck ablassen konnte/durfte, ist er wahrscheinlich – zumindest für kurze Zeit – offen für seinen Gesprächspartner und für das, was der ihm sagen möchte. Selbstverständlich gibt es auch Zeiten, in denen Patienten nicht allzu stark unter Druck stehen und eher offen für Informationen, anregende Impulse und Gedankenaustausch sind.

Grundsätzlich aber bleibt der Druck durch die Lebensbedrohung bestehen. Für die Gespräche mit Schwer- und Sterbenskranken heißt das: Vor jedem Gespräch neu prüfen, inwieweit der Patient überhaupt zuhören kann. Nun ist es allerdings so, dass nicht nur Kranke, sondern auch andere Beteiligte (Angehörige, Ärzte und Pflegende) unter Druck stehen können. Was passiert also, wenn „zwei Schnellkochtöpfe, die unter Druck stehen", einander begegnen? Das kann im Klinikalltag und auch bei der Hauspflege sehr schnell passieren. Zum Beispiel dann, wenn ein unter Druck stehender Patient mit einem unter Druck stehenden Arzt oder Pfleger zusammentrifft. Normalerweise ist dabei keine „vernünftige" Verständigung mehr möglich. Die Meinungen prallen heftig aufeinander. Beide sind schnell verletzt und ziehen sich vermutlich enttäuscht zurück.

Wer selbst unter Druck steht, kann sich kaum auf andere einlassen und ihnen zuhören. Und das heißt wiederum: Jemand, der mit einem Patienten sprechen muss, sollte zuvor prüfen, inwieweit sie/er selbst unter Druck steht und diesen erst ablassen, bevor sie/er mit dem Patienten spricht.

FOKUSSIERUNGSMODELL

Du-Fokussierung als „Sicherheitsventil"	„Erzählen Sie von Ihrem Druck." „Was bedrückt Sie so sehr?" „Können Sie mir in dieser Situation überhaupt zuhören?" „Sie fühlen sich von der Krankheit erdrückt."

4.6 Was ich gesagt habe, weiß ich erst, wenn ich die Antwort kenne

Nach Vorträgen habe ich mich natürlich gefreut, wenn mich Zuhörer anschließend gelobt haben: „Sie haben einen wunderbaren Vortrag gehalten und mir ganz aus dem Herzen gesprochen." Meine Freude verging doch sehr schnell, als ich angefangen habe zu fragen: „Was hat Ihnen denn an meinem Vortrag gefallen?" Nicht selten musste ich damit zurechtkommen, dass ich für etwas gelobt wurde, was ich gar nicht gesagt hatte, mitunter sogar für das Gegenteil von dem, was ich gesagt hatte.

Wirkliche Zuhörer sind aktive Zuhörer. Sie hören sich nicht nur einfach an, was der andere sagt, und drehen die Aussagen so, dass sie ihnen passen. Aktive Zuhörer hören so zu, dass der Redende meint, sein Zuhörer würde mit einem Fuß in seiner Welt stehen. Sie nehmen auf, was der andere sagt, setzen sich damit auseinander und antworten.

Patienten klagen oft darüber, dass Ärzte ihnen nicht zuhören und erleben das als Ausdruck ihrer Überlegenheit. Und Ärzte klagen ihrerseits wieder darüber, dass Patienten ihnen nicht zuhören und stören sich daran. Vertreter anderer Gesundheitsberufe unterscheiden sich darin kaum von den Ärzten.

Wie kann ich erreichen, dass mir jemand zuhört und ich weiß, dass er verstanden hat, was ich ihm mitteilen wollte? Und wie kann ich sicherstellen, dass ich begriffen habe, was der andere mir mitteilen wollte? Da bietet sich der *kontrollierte Dialog* an. Beim kontrollierten Dialog überprüfe ich, was der andere von mir und meiner Rede verstanden hat, und was ich von dem anderen und seiner Rede verstanden habe. Man antwortet nicht gleich auf die Aussage des anderen, sondern erst, nachdem man sich vergewissert hat, verstanden zu haben oder verstanden worden zu sein.

Wenn Sie eine geschlossene Frage stellen wie: „Haben Sie verstanden, was ich Ihnen gesagt habe", können Sie nicht sicher sein, ob sie wirklich verstanden worden sind. Diese Frage lädt nicht ein, weiter zu reden. Auf die Frage wird ja nur ein „Ja" oder „Nein" erwartet. Dasselbe trifft zu bei der Frage „Haben Sie noch eine Frage?" So zu fragen kann verstanden werden als „Hoffentlich haben Sie keine Frage mehr".

Mit der Umschreibung oder der Zusammenfassung des Gehörten mit eigenen Worten (Paraphrasieren) kann der Zuhörer die Aussage auf einen Punkt bringen: „Das heißt also: Sie sind der Überzeugung, dass …" Wenn der Patient oder die Angehörigen den Arzt oder die Pflegekräfte nicht oder falsch verstanden haben, sollten der Arzt oder die Pflegekräfte die Verantwortung dafür übernehmen. „Entschuldigen Sie. Ich habe mich missverständlich ausgedrückt.“ oder: „Entschuldigen Sie bitte, ich habe nicht bedacht, dass Sie kein Mediziner sind.“

Ohne Zuhören gibt es keine Verständigung. Zuhören heißt: sich zurücknehmen und dem Gesprächspartner Raum geben. Zuhören bedeutet nicht nur, Mitteilungen rein akustisch aufzunehmen, sondern sie auch inhaltlich zu erfassen und wiederzugeben. Wer zuhört, der richtet seine Aufmerksamkeit auf jemanden, der spricht. Kranke wünschen sich aufmerksame Zuhörer. Ihr Wohlbefinden hängt nicht zuletzt davon ab, ob jemand wirklich offen für sie ist. *„Aber wirklich jemandem zuhören – ohne zu versuchen, ihm irgendetwas zu verkaufen, ihn zu einem kleinen Abenteuer verführen, ihn für etwas zu werben – wie häufig schaffen wir das noch?“*[7]

Aktives Zuhören ist mehr als Echo-Technik. Bei der Echo-Technik wird mechanisch Wort für Wort wiedergegeben was der andere gesagt hat. Oder es wird nur der letzte Satz oder das letzte Wort einer Aussage wiederholt („Papageientechnik“). Ähnlich ist es bei dem sogenannten Spiegeln. Dabei soll der Arzt *„als eine Art Spiegel fungieren, der die Gefühle sichtbar macht.“*[8] „Spiegeln“ ist eine unzulängliche Übersetzung dessen, was Carl Rogers unter Verbalisieren emotionaler Erlebnisinhalte im Kontext seiner personenzentrierten Psychotherapie verstanden hat. Gerade das Verbalisieren von Emotionen ist höchst subjektiv. Nach Rogers nimmt der Zuhörende die Emotionen, die für ihn bei der Rede mitschwingen, auf und verbalisiert sie mit seinen eigenen Worten. Zum Beispiel: Die Patientin erzählt: „Meine Tochter hat mich besucht.“ Die Pflegekraft antwortet: „Über den Besuch ihrer Tochter freuen Sie sich riesig.“

Wichtige Regeln für aktives Zuhören heißen:

- Versetze dich in den Partner hinein. Schenke ihm volle Aufmerksamkeit. Achte nicht nur auf den Inhalt, sondern auch auf die Zwischentöne.
- Teile durch Haltung und Reaktion dem Gesprächspartner mit, dass es im Moment nichts Wichtigeres gibt, als ihm zuzuhören.
- Bekräftige ihn mit Worten und Gesten.
- Dränge dich nicht mit deiner eigenen Meinung vor.
- Sei sparsam mit Bewertungen.
- Frage nach, wenn Unklarheiten bestehen.
- Beachte die eigenen Reaktionen.
- Erkenne die Gefühle des Gesprächspartners und beziehe sie ein.
- Lass den anderen ausreden.
- Antworte auf Vorwürfe und Kritik erst, wenn sie vollständig geäußert sind.
- Frage nach, wenn du etwas nicht verstanden hast.
- Teile mit, was du verstanden hast.

Patienten werden auf diese Weise angeregt und ermutigt, sich mit ihren Emotionen, ihren Bedürfnissen und Wünschen zu befassen und sich selbst besser zu verstehen. Das Leben kann anders gesehen und neue Wege können entdeckt werden: *„Wie wichtig ist es, dass man sich verstanden fühlt, damit man sich selber in seiner Situation besser verstehen kann. Nicht immer ist ein Mensch zur Stelle, der mir, wenn es nottut, sein Ohr leiht.“*[9]

---

[7] Albom 2002, S. 158
[8] Myerscough/Ford 2001, S. 59 u. a.
[9] Piper 1999, S. 10

Beispiel – kontrollierter Dialog: Der Arzt fragt den Patienten nach seinem Befinden. Der Patient erzählt. Danach fasst der Arzt mit eigenen Worten zusammen, was er verstanden hat und fragt den Patienten, ob das so stimmt. „Wenn ich Sie richtig verstanden habe, heißt das, dass Sie sich erst noch eine zweite Meinung einholen wollen." Der Patient bestätigt oder korrigiert die Wiedergabe so, dass er sich verstanden weiß. Erst dann teilt der Arzt mit, was er mitteilen möchte, und prüft, was beim Patienten angekommen ist. „Ich bin nicht sicher, ob ich mich verständlich ausgedrückt habe. Was haben Sie verstanden?" Und der Arzt überprüft wiederum, ob er den Patienten danach richtig verstanden hat. Erst, wenn das gegeben ist, führt er das Gespräch weiter und überzeugt sich, was davon beim Patienten angekommen ist. So kann man verhindern, dass aneinander vorbeigeredet wird und Missverständnisse entstehen.

KAPITEL

5 Gespräche vorbereiten, eröffnen, führen und beenden

5.1 Sich besonders gründlich auf ein Gespräch vorbereiten

Für die gründliche Vorbereitung bieten sich folgende Fragen an. Die Fragen sind möglichst handschriftlich für sich zu beantworten.

- *Fragen zu mir selbst:*
  - Was bringt mich dazu, dieses Gespräch zu führen?
  - Was habe ich vorher gerade erlebt?
  - Welche Aufgabe beziehungsweise welchen Auftrag habe ich?
  - Wie motiviert und bereit bin ich für das Gespräch?
  - Wie ausdrucks- und aufnahmefähig bin ich?
  - Inwieweit bin ich für das Gespräch überhaupt geeignet?
  - Was will ich idealerweise erreichen?
  - Was will ich mindestens erreichen?
  - Inwieweit sind meine Ziele und mein Vorgehen rechtskonform?
  - Mit welchen Impulsen bringe ich meinen Gesprächspartner zum Reden?
  - Auf welche Argumente kann ich zurückgreifen?
- *Fragen zum Gesprächspartner:*
  - Wo und wann ist mein Gesprächspartner am besten anzusprechen?
  - Was möchte mein Gesprächspartner für sich erreichen?
  - Wie könnte es meinem Gesprächspartner körperlich und psychisch gehen?
  - Wie motiviert und bereit ist mein Gesprächspartner zum Gespräch?
  - Wie ausdrucks- und aufnahmefähig ist mein Gesprächspartner?
  - Was hat mein Gesprächspartner vorher gerade erlebt?
  - Wer muss bei dem Gespräch noch dabei sein?
  - Wie kann ich meinem Gesprächspartner helfen, das Gespräch anderen als für sich angenehm und erfolgreich zu vermitteln?
- *Fragen zum Ort und zum Zeitrahmen:*
  - Wo soll das Gespräch stattfinden?
  - Wie ist der Ort für das Gespräch geeignet?
  - Wann soll das Gespräch stattfinden?
  - Wie viel Zeit habe ich zur Verfügung?
    Wie viel Zeit erhofft sich mein Gesprächspartner?
  - Was bedeutet der Zeitpunkt für mich und meinen Gesprächspartner?
  - Wie viele Gespräche gab es schon im Vorfeld?
  - Wie groß ist der Zeitdruck, wie groß der Handlungsdruck?

- *Fragen zum institutionellen Rahmen:*
  - Welche Interessen und Vorgaben gibt es von Dritten, z. B. von der Verwaltung und von Angehörigen?
  - Wie stark wird Erfolg erwartet? Was für ein Erfolg?
  - Wie ist der gesetzliche Rahmen (Patientenrechte, Datenschutz, Schweigepflicht u. a.)?
- *Fragen zu Art und Form der Kommunikation:*
  - Welche Form der Kommunikation ist erforderlich: Begleitung, Information, Beratung, Verhandlung, Behandlung, Vermittlung oder Krisenintervention?
  - Auf welches Kommunikationsmodell greife ich zurück?
  - Welche Art der Gesprächsführung wähle ich? Paternalistisch oder dialogisch?
  - Welche Hilfsmittel benötige ich? Akten, Befunde, Formulare, Fachbücher, Computer?
  - Auf welche Störungen muss ich mich einstellen?
  - Wie gehe ich mit Störpotenzialen (z. B. mehrere Personen im Zimmer, Dritte kommen „einfach" rein, Telefonanrufe kommen an, Handy liegt eingeschaltet empfangsbereit, hoher Geräuschpegel) um?
  - Was berichte ich Dritten über das Gespräch? Was darf ich berichten? Was muss ich wo dokumentieren?

5.2 Gespräche eröffnen

Der Hautarzt hatte beim ersten Besuch des Patienten Schuppen- und Nagelmaterial zur Untersuchung abgenommen. Als der Patient kam, um das Ergebnis zu erfahren, begrüßte der Arzt ihn mit: „Der langen Rede kurzer Sinn. Sie haben …" Zuvor war kein Wort gewechselt worden. So kann selbstverständlich auch ein Gespräch mit einem Patienten begonnen werden.

Die Impulse und Fragen, mit denen das Gespräch eröffnet wird, geben vor, wie das Gespräch wahrscheinlich verlaufen wird. Die Art und Weise der Eröffnung hängt natürlich vom Anlass des Gesprächs und der Situation insgesamt ab, in der das Gespräch stattfindet. Es ist ein Unterschied, ob es sich um einen akuten Notfall handelt oder um ein Gespräch ohne Zeit- und Handlungsdruck. Patienten gehen oft davon aus, dass der Arzt sich auf das Gespräch vorbereitet hat und sich an einen vorhergehenden Besuch erinnert. Dabei übersehen sie die Vielzahl der Gespräche, die ein Arzt oder eine Pflegekraft täglich führt.

Die *Eröffnung* kann wie folgt ablaufen:

- Begrüßen, sich vorstellen, Patienten mit Namen anreden.
- Die Hand geben oder auch nicht geben.
- Den Platz anweisen oder den Patienten wählen lassen.
- Sich selbst vorstellen.
- Den Patienten bitten, sich vorzustellen.
- Etwas Zeit geben, sich zu orientieren.
- Den Zeitrahmen mitteilen.
- Eventuell den letzten Besuch aufgreifen.
- Gegebenenfalls das Ziel des Gesprächs nennen und erläutern.

Untersuchung, Mitteilung von Befunden und einer Diagnose, Aufklärung und Information, Behandlung u. a. können folgen.

Die Gesprächseröffnung kann dem Patienten Tür und Tor weit öffnen und der Arzt kann ihn einladen, von sich zu erzählen, sofern er das möchte, dazu in der Lage ist und dafür Zeit hat. Mit der Gesprächseröffnung kann das Gesprächsthema von vornherein eingeengt und auf einen Punkt festgelegt werden. Allerdings halten sich die Patienten nur bedingt daran. Selbstverständlich kann es auch so sein, dass der Patient das Gespräch eröffnet. Dann wird es die Aufgabe des Behandelnden sein, das Anliegen des Patienten aufzunehmen und das Gespräch zu lenken.

In der Regel eröffnet jedoch der Arzt oder die Pflegekraft das Gespräch und es ist deren Aufgabe, das Gespräch zu leiten. Aber auch der Patient kann das Gespräch eröffnen und versuchen, die Leitung des Gesprächs zu übernehmen. Gleich zu Beginn kann es dabei zu einem Machtgerangel kommen, das sich durch das ganze Gespräch ziehen kann.

Es ist ein großer Unterschied, ob ich das Gespräch mit der Frage „Wie fühlen Sie sich?“ oder mit der Frage „Haben Sie die Medikamente genommen“ eröffne. Die Einladung „Erzählen Sie Ihr Anliegen“ öffnet die Türen für den Patienten sehr weit. Mit einer offenen Frage wie „Was möchten Sie von mir?“, wird die Tür enger gemacht. Bei der geschlossenen Frage „Haben Sie Kopfschmerzen?“, bleibt die Tür nur noch einen Spalt weit offen. Es gibt auch die Möglichkeit anzusprechen, was man beim Anderen wahrnimmt: „Sie sehen sehr erschöpft aus.“, ist der kürzeste Weg, um jemandem nahe zu kommen und ein Gespräch zu eröffnen. 5

Mit den folgenden Sätzen können Sie ein *Gespräch* mit Patienten *eröffnen:*
- „Sie hoffen, ich kann Ihnen helfen. Erzählen Sie.“
- „Ich sehe Ihren Schmerz/Ihre Verzweiflung/Ihre Trauer.“
- „Ich möchte Sie auf Ihrem Weg unterstützen.“
- „Es fällt Ihnen schwer, mir Ihre Notlage mitzuteilen.“
- „Sie stehen ja mächtig unter Druck.“
- „Es ist ganz in Ordnung zu fühlen, was Sie gerade fühlen.“
- „Es ist okay, dass Sie traurig sind.“
- „Wir müssen jetzt gar nichts tun, wir können einfach nur hier sitzen.“

Lädt man den Patienten ein, zunächst von sich zu erzählen, kann man davon ausgehen, dass er sein Anliegen in wenigen Worten zusammengefasst vortragt. Er hat sich in der Regel ja schon länger auf das Gespräch eingestellt und überlegt, was er sagen oder auch nicht sagen möchte. So verdichtet sich in ihm sein Anliegen. Und er wird es in seiner Sprache ausdrücken, wenn er dazu eingeladen wird und dafür Zeit erhält. Mit seinen ersten Sätzen vermittelt der Patient zumeist schon, was ihn bewegt oder bedrängt. Oft deutet er auch schon an, welche Lösung er für sich sieht. Diese Verdichtung von Problem und Lösung muss zumeist durch Nachfragen entschlüsselt werden.

5.3 Gespräche strukturieren

Wenn jemand einen anderen Menschen um Hilfe bittet, ist es normalerweise Aufgabe desjenigen, der um Hilfe gebeten wurde, das Gespräch zu leiten und den Ablauf methodisch zu strukturieren. Gespräche bewusst zu gestalten, bedeutet, sich zunächst zu fragen: Was ist der Anlass für das Gespräch? Worum geht es? Wie viel Zeit ist vorgesehen? Welches Ziel hat das Gespräch?

Ärzte und Pflegekräfte haben in der Regel ihre Gespräche mit Patienten zu strukturieren. Verantwortlich für das Gelingen der Kommunikation sind allerdings grundsätzlich alle, die an einem Gespräch beteiligt sind. Bei diesen Gesprächen handelt es sich um eine *formelle Kommunikation:* Anlass und Verlauf der Kommunikation sind durch vorgegebene Strukturen, wie beispielsweise durch Rollen und Positionen, weitgehend festgelegt.

Grundformen dieser Gesprächsführung sind:

- Bei *Beratung und Begleitung* nimmt ein Gesprächspartner sich zugunsten des anderen zurück, orientiert und konzentriert sich und seine Beiträge auf den anderen und dessen Interessen.
- Bei *Anamnese, Untersuchung, Operationsvorbereitung und Therapie* bestimmt der Behandelnde den Ablauf, informiert und fragt aufgrund fachlicher Erfordernisse und folgt dabei anerkannten Schemata. Der Patient hat sich einzufügen.
- Bei *Verhandlungen* will jeder Gesprächspartner Interessen, die sich gegenseitig ausschließen, für sich durchsetzen. Lösungen sind: sich zu einigen und einen Kompromiss zu finden oder weiter zu streiten.
- Bei *Kriseninterventionen* ist der Gesprächspartner in einer existentiellen Krise und verfügt über keinerlei Ressourcen, seine gegenwärtige kritische Situation allein zu bewältigen. Für ihn übernimmt der andere Gesprächspartner für eine Zeit die Führung und damit auch die Verantwortung.
- Bei *informeller Kommunikation* kommt die Kommunikation eigendynamisch durch die Teilnehmer zustande und verläuft auch eigendynamisch durch die Beiträge der Teilnehmer.
- Beim *Small Talk* leitet niemand das Gespräch. Die Gesprächspartner greifen Stichwörter aus den Beiträgen des anderen auf und hängen daran eigene Überlegungen und Assoziationen auf. Das Gespräch kann jederzeit unvermittelt abgebrochen werden.

Modelle der Kommunikation sind nötig, um sich Zusammenhänge und Abläufe der Kommunikation vorstellen zu können. Methoden der Kommunikation sind erforderlich, um Begegnungen mit Patienten situationsgerecht gestalten zu können.

Ein Modell für die *Gesprächsstrukturierung* spannt von der Gesprächseröffnung einen Bogen bis zum Gesprächsabschluss:

- Gesprächseröffnung
- Problemdarstellung
- Problemreflexion
- Lösung entwickeln
- Gesprächsabschluss

Nach einem anderen Modell strukturiert der Gesprächsleiter durch sein Verhalten das Gespräch:

- Wahrnehmen
- Verstehen
- Erklären
- Bewerten
- Prognostizieren
- Empfehlen

Ein *weiteres Modell* sieht den Ablauf wie folgt vor:

- *Zuhören:* Von dem Bezugsrahmen des Kranken ausgehen, sensibel sein für sein Anliegen, für seine momentane persönliche Sichtweise, für seine Gefühle und für seinen Sprech- und Interaktionsstil. Der Kranke darf seine Persönlichkeit zeigen. Heraushören, worum es ihm eigentlich geht.
- *Dem Kranken ermöglichen, von sich zu erzählen:* Sich so verhalten, dass der Kranke von sich erzählen kann, was ihn persönlich betrifft und bedrückt. Fragen stellen und von dem konkreten situationsgebundenen Erleben und Verhalten des Kranken ausgehen und darauf zurückgreifen.
- *Zuwenden:* Den Kranken als Person mit eigenem Wert sehen. In dem Maße, wie ich dazu bereit bin, kann ich mich ihm mit Interesse und Freundlichkeit zuwenden und meine Wertschätzung zeigen, auch wenn ich ganz andere Ansichten vertrete, anders handele und fühle.
- *Offen für die Situation sein:* Eigene Interessen, Probleme, Konflikte oder Gefühle, die mir den Zugang zum Kranken erschweren oder verhindern, erkennen und mit mir selbst, mit dem Kranken oder mit Unterstützung durch Dritte klären.
- *Gesprächssituation überblicken:* Sich bewusst sein, wie das Gespräch abläuft und wie es zu Ende und zu welchem Ende es geführt werden kann. Wahrnehmen, wie wer auf was reagiert. Erkennen, welche Faktoren das Gespräch beeinflussen und wie Störungen beseitigt werden können.
- *Gespräch abschließen:* Den Ablauf und das Ergebnis des Gesprächs kurz zusammenfassen, die Zustimmung des Kranken für die Zusammenfassung einholen und dann das Gespräch beenden.

5.4 Mit dem Fokussierungsmodell Gespräche gestalten

In fast jedem Handbuch zur Gesprächsführung steht, dass man „Ich-Aussagen" verwenden soll. Was für eine Aufforderung – sind doch niemandem andere Aussagen möglich! In jedem Fall sind meine Aussagen immer meine Aussagen, auch wenn ich über jemand anderes spreche oder ihn zitiere. Ich kann mich selbst nicht verlassen, auch im Sprechen nicht. Alles, was ich sage, kommt von mir, und alles, was ein Patient sagt, kommt von ihm, auch wenn er über andere spricht. Es bleibt allerdings die Möglichkeit, meine Rede und meine Aussagen zu fokussieren.

Vier verschiedene Fokussierungen lassen sich unterscheiden: Ich kann von mir erzählen (Ich-Fokussierung). Ich kann meinen Gesprächspartner bitten, von sich zu erzählen (Du-Fokussierung). Ich kann über eine Sache sprechen (Sach-Fokussierung). Ich kann alles andere aus der Lebenswelt ansprechen (Lebenswelt-Fokussierung). Mit diesen vier Fokussierungen kann ich meine Rede und damit meine Gespräche aktiv gestalten und der jeweiligen Situation anpassen.

Das *Fokussierungsmodell:* Basis für die Beziehung eines Patienten zu seinen Ärzten und auch zu seinen Pflegekräften ist seine Bitte um Hilfe. Patienten bitten ihren Arzt oder ihre Pflegekräfte: „Helfen Sie mir." Die so Angesprochenen können bei ihrer Antwort zwischen den vier Fokussierungen wählen.

- Bei der *Ich-Fokussierung* stellt sich der Arzt (oder die Pflegekraft) in den Mittelpunkt seiner Antwort und spricht von sich selbst, sagt seine Meinung und bezieht persönlich Stellung. Seine Antwort folgt dem Muster: „Ich rede jetzt von mir und Du hörst mir zu." Der Arzt könnte dann sagen: „Ich helfe Ihnen gern." oder: „Ich kann Ihnen leider nicht helfen."
- Bei der *Du-Fokussierung* antwortet der Arzt eigentlich nicht, sondern möchte, dass sein Gegenüber erst mehr von sich erzählt, bevor er selbst etwas sagt. Eigentlich verweigert er seine Antwort. Der Kranke wird dadurch ermutigt, von seinen Erwartungen, Hoffnungen, Gefühlen und seinem Wissen zu erzählen. Die Du-Fokussierung folgt dem Muster: „Erzähle mehr von Dir und ich höre Dir zu." Bei der Du-Fokussierung bieten sich vier verschiedene Anreden an:
  - *Zum Erzählen einladen:* Zum Beispiel „Erzählen Sie mehr von sich, von Ihrem Husten, von Ihrer Angst, von Ihren Bedenken, von Ihrer Erwartung an mich."
  - *Offen fragen:* Offene Fragen (W-Fragen) sind alle Fragen, die mit einem W beginnen und mit einem Fragezeichen enden. Zum Beispiel: „Was ist passiert?" „Was möchten Sie von mir?" „Wie fühlen Sie sich?"
  - *Geschlossen fragen:* Geschlossen sind alle Fragen, die mit Nein oder Ja zu beantworten sind. Zum Beispiel: „Haben Sie einen Termin? Können Sie sich bücken?"
  - *Wahrnehmungen ansprechen:* Angesprochen wird das, was man beim Patienten sieht, hört, riecht, tastet oder spürt. Gegebenenfalls mit „Ist es so?" nachfragen, ob es stimmt. Zum Beispiel „Sie haben große Angst und spüren sie körperlich?" „Sie sind unsicher, ob ich Ihnen helfen kann?" „Ist es so?"
- Bei der *Sach-Fokussierung* (Kürzel: *Es-Fokussierung*) wird nur über die Sache, um die es bei dem Gespräch geht, gesprochen. Befunde, Diagnosen, Krankheitsbilder, Therapie, Nebenwirkungen und Kosten werden z. B. mitgeteilt, erläutert und besprochen. Die Antwort folgt dem Muster: „Die Fakten sind so und ich spreche mit Ihnen darüber." Der angesprochene Arzt klärt den Kranken über Sachfragen auf: „Die Medikamente wirken erst nach einigen Stunden. " „Die Chemotherapie hat äußerst unangenehme Nebenwirkungen."
- Bei der *Lebenswelt-Fokussierung* (Kürzel: *Lw-Fokussierung*) wird über die Lebenswelt, die beide umgibt, gesprochen. Im Mittelpunkt des Interesses steht nur die Lebenswelt der beiden Gesprächspartner, wie z. B. Kollegen, Angehörige, die Klinik, die Krankenkassen. Die Antwort folgt dem Grundmuster: Ich benenne jemanden oder greife etwas aus meiner Lebenswelt oder der Lebenswelt des Kranken auf; z. B.: „Wie geht es Ihrer Frau?" „Der Chefarzt möchte Sie gern selbst untersuchen."

Wenn also gefragt wird, wie man auf eine Aussage eines Patienten antworten soll oder kann, kann man sagen: Es gibt immer mindestens sieben Möglichkeiten, zwischen denen man wählen kann. Es gibt natürlich sehr viel mehr Möglichkeiten, die unsere Sprache anbietet. Welche Fokussierungen genutzt werden und in welcher Reihenfolge sie eingesetzt werden, darüber entscheidet derjenige, der das Gespräch führt.

Jede Variante hat ihren eigenen Wert. Es kann wichtig sein, von sich zu sprechen. Es kann genauso wichtig sein, den anderen zu Wort kommen zu lassen, sich selbst zurückzunehmen und nur zuzuhören. Genauso wichtig können Ausführungen über die Sache sein. Und wichtig kann es sein, die Lebenswelt der Beteiligten einzubeziehen.

Derjenige, der das Gespräch führen möchte oder zu gestalten hat, wählt die aus seiner Sicht passenden Varianten aus, tauscht sie während des Gesprächs aus – je nachdem, welche Fokussierungen er in der konkreten Situation für weiterführend hält.

Ärzte beschränken sich in den Gesprächen mit ihren Patienten meistens auf zwei Weisen zu fokussieren: auf die Ich- und auf die Es-Fokussierung. Das heißt: Die Kranken werden nicht aktiv mit ins Gespräch einbezogen. Die Ärzte lassen sich dadurch wichtige Informationen des Patienten entgehen. Die Du-Fokussierung eröffnet Wege, den Kranken und seine Anliegen besser zu verstehen, und vermittelt ihm zugleich, dass er ernst genommen wird und es wirklich um ihn geht.

FOKUSSIERUNGSMODELL

Angst haben: Bei einer 55-jährigen Patientin soll am nächsten Tag eine palliative Bestrahlung begonnen werden. Sie spricht die Ärztin am Morgen vor dem Termin an: „Sagen Sie, Frau Doktor, was soll ich machen? Ich habe solche Angst vor der Bestrahlung morgen. Soll ich die überhaupt noch über mich ergehen lassen?" Die Ärztin kann zwischen den Varianten wählen:

Ich-Fokussierung	„Frau K., Sie müssen keine Angst haben."
Du-Fokussierung	„Erzählen Sie von Ihrer Angst." „Was befürchten Sie denn?" „Möchten Sie Tavor zur Beruhigung?" „Sie fühlen sich unsicher und ängstlich."
Es-Fokussierung	„Die Bestrahlungen sind nicht schmerzhaft."
Lebenswelt-Fokussierung	„Unsere Psychoonkologin könnte zu Ihnen kommen."

Auf die Antwort der Patientin gibt es wieder sieben Möglichkeiten zu antworten; so kann das Gespräch weitergeführt werden.

FOKUSSIERUNGSMODELL

Resignation: „Wie geht es Ihnen heute?" Auf diese Frage antwortet die 80-jährige Patientin der Pflegekraft: „Ich möchte lieber heute als morgen sterben. Vor zwei Monaten habe ich schon alles geregelt. Ich habe keine Hoffnung mehr. Ich bin so schwach. Ich möchte sterben. Ich möchte weit weg." Die Pflegekraft kann zwischen vier Varianten wählen:

Ich-Fokussierung	„Ich finde, es geht Ihnen doch ganz gut."
Du-Fokussierung	„Erzählen Sie von Ihrer Not" „Wohin möchten Sie denn?" „Haben Sie eine Patientenverfügung?" „Sie haben Tränen in den Augen."
Es-Fokussierung	„Wenn man so krank ist wie Sie, gibt es immer wieder ein Tief. Das vergeht aber."
Lebenswelt-Fokussierung	„Denken Sie auch an Ihre Enkeltochter?"

Auf die Antwort der Patientin gibt es wieder sieben Möglichkeiten zu antworten; so kann das Gespräch weitergeführt werden.

FOKUSSIERUNGSMODELL

Übergriffe: Ein 50-jähriger sterbenskranker Patient neigt dazu, bei den Frauen auf Station anzügliche sexuelle Bemerkungen zu machen. Eines Tages fasst er einer Pflegekraft ans Gesäß. Die Pflegekraft kann zwischen den Varianten wählen:

Ich-Fokussierung:	„Ich zeige Sie an!"

Du-Fokussierung	„Erklären Sie sich." „Was erhoffen Sie sich davon?" „Sind Sie immer so unverschämt?" „Sie sehnen sich nach Sex?"
Es-Fokussierung	„Sexuelle Übergriffe sind eine Straftat."
Lebenswelt-Fokussierung	„Was sagt Ihre Frau dazu?"

Auf die Antwort des Patienten gibt es wieder sieben Möglichkeiten zu antworten; so kann das Gespräch weitergeführt werden.

FOKUSSIERUNGSMODELL

Die Hoffnung des Patienten (1. Beispiel): Auf der Station wird erwartet, dass der Patient in den nächsten Tagen sterben wird. Während des Waschens sagt der Patient zur Pflegekraft: „Jetzt habe ich wieder Hoffnung, dass ich doch noch nicht sterben muss."

Ich-Fokussierung	„Das sehen wir auf Station ganz anders. Sie sollten die Zeit nutzen, um sich von Ihren Angehörigen zu verabschieden."
Patient	„Meinen Sie wirklich?"
Ich-Fokussierung	„Ja, das meine ich wirklich. Ich bedauere das sehr."
Patient	„Aber meine Werte sind doch nicht schlechter geworden."
Es-Fokussierung:	„Bei Ihrer Erkrankung gehen die Werte kurz vor dem Tod immer zurück."
Patient:	„Das kann ich nicht glauben. Das hat mir noch keiner gesagt."
Ich-Fokussierung	„Es fällt mir schwer, Ihnen das zu sagen, aber ich möchte ehrlich zu Ihnen sein."
Patient	„Aber ich möchte noch nicht sterben." (Weint)
Ich-Fokussierung	„Das kann ich gut verstehen. Das möchte ich auch nicht."
Patient	„Sie haben es gut. Ich beneide Sie."

Die Hoffnung des Patienten (2. Beispiel):

Du-Fokussierung	„Sie möchten noch lange leben."
Patient	„Ja, ich habe doch zwei kleine Kinder, wie Sie wissen."
Du-Fokussierung	„Sie haben Ihre Kinder sehr gern?"
Patient	„Ja. Wie soll ich mich denn von ihnen verabschieden!"
Du-Fokussierung	„Allein der Gedanke daran schmerzt Sie."
Patient	„Sie brauchen mich doch noch. Sie sind noch so jung." (Weint)
Lebenswelt-Fokussierung	„Wie alt sind Ihre Kinder?"
Patient	„Die Tochter ist 7 Jahre alt und der Junge 5." (Weint)
Ich-Fokussierung	„Ich habe auch zwei kleine Kinder."
Patient	„Aber Sie müssen nicht sterben."
Ich-Fokussierung	„Ja, noch nicht."

5.5 Mindestens 36 Optionen, eine Frage zu beantworten

Kranke fragen viel und wünschen sich, dass ihre Fragen beantwortet werden. Die existenzielle Frage „Werde ich wieder gesund?“ wird von allen gestellt. Auch hier gibt es dem Fokussierungsmodell folgend mindestens sieben Möglichkeiten zu antworten. Da es sich um eine geschlossene Frage handelt, müsste eigentlich mit „Ja“ oder „Nein“ geantwortet werden. Geschlossene Fragen können aber auch als Impuls oder Einladung verstanden werden, mehr zu sagen als nur „Ja“ oder „Nein“.

Unsere Sprache bietet uns eine Fülle an Möglichkeiten, auf eine Frage zu antworten. Wir haben eine Auswahl an Möglichkeiten zusammengestellt, wie man auf die Frage des Patienten „Werde ich wieder gesund?“ antworten kann, je nachdem, was man mit seiner Antwort erreichen möchte. Der Inhalt der Begriffe lässt sich nicht immer eindeutig vom Inhalt anderer Begriffe trennen, wohl unterscheiden. Das subjektive Sprachgefühl spielt dabei eine Rolle.

Optionen, auf die Frage des Patienten „Werde ich wieder gesund?“ *zu antworten,* wenn Sie ablenken, abwerten, anordnen … verstärken wollen (mit einer Beispielantwort):

Ablenken	„Schauen Sie, wie schön die Sonne heute scheint.“
Abwerten	„So wichtig ist das doch jetzt nicht.“
Anordnen	„Warten Sie erst einmal Ihre Befunde ab.“
Anzweifeln	„Da bin ich nicht sicher.“
Ausweichen	„Ich bin nicht Ihr Arzt.“
Appellieren	„Denken Sie doch mal positiv!“
Bagatellisieren	„So krank sind Sie doch gar nicht.“
Belehren	„Das hängt viel von Ihrer Compliance ab.“
Bestärken	„Da bin ich ganz sicher.“
Beschwichtigen	„Nun mal langsam.“
Bewerten	„Es ist gut, dass Sie sich das fragen.“
Bitten	„Sprechen Sie bitte etwas lauter.“
Diagostizieren	„Sie sind ein sehr ängstlicher Mensch.“
Dirigieren	„Trinken Sie erst, dann essen Sie und legen sich hin.“
Drohen	„Hören Sie mit Ihrem Gejammere auf, sonst gehe ich.“
Entmutigen	„Ihre Aussichten sind sehr schlecht.“
Erklären	„Ihr Schwindel ist eine Nebenwirkung der Medikamente.“
Ermahnen	„Lassen Sie sich nicht wieder so hängen.“
Fragen	„Wie kommen Sie auf die Frage?“
Ermutigen	„Ja. Wir tun doch alles dafür.“
Gefühle benennen	„Sie befürchten das Schlimmste?“
Generalisieren	„Diese Frage stellen alle kranken Menschen.“
Interpretieren	„Sie wirken sehr verunsichert.“
Klären	„Was lässt Sie zweifeln?“
Klagen	„Sie sind heute schon der Fünfte, der mich das fragt.“

Konfrontieren	„Eine Operation ist nicht mehr möglich."
Loben	„Sie tun wirklich alles, um wieder gesund zu werden."
Moralisieren	„Sie sollten nicht so viel Grübeln, sondern Gott vertrauen."
Paraphrasieren	„Sie fragen sich, ob Sie wieder gesund werden."
Rationalisieren	„Es ist nun einmal so, wie es ist."
Ratschlag geben	„Trinken Sie mehr Aufbausäfte."
Sich identifizieren	„Ich habe mich das auch gefragt, als ich schwer krank war."
Tadeln	„Sie hätten schon früher kommen sollen."
Überreden	„Sie sollten endlich Ihre Medikamente einnehmen."
Umdeuten	„Ich glaube, Sie haben Angst vor der Bestrahlung."
Verstärken	„Die Frage stellt sich wirklich."

Die Antworten werden selbstverständlich durch die Situation des Gesprächs, durch unsere Stimme, die begleitende Gestik, Mimik, Lautstärke und Betonung modifiziert. Auf diese Weise kann die Aussagekraft der Antwort abgeschwächt oder verstärkt werden.

Jede dieser Antworten kann in einer bestimmten Situation oder bei bestimmten Personen angebracht sein. Ob sie wirklich angebracht ist, hängt jeweils von der Situation und den beteiligten Personen ab. Auch hier gilt: Was ich gesagt habe, weiß ich erst, wenn ich die Antwort kenne. Und es gilt auch: Was ich mit meiner Antwort bewirkt habe, weiß ich erst, wenn ich die Auswirkungen kenne. Zwei Beispiele: Wenn ich ermutigen will mit „Kopf hoch! Das schaffen Sie!" kann das das Gegenteil bewirken: Resignation. Wenn ich entmutige mit „Das werden Sie kaum schaffen." kann das ebenfalls das Gegenteil bewirken und Kräfte freisetzen!

Sprachtests haben gezeigt, dass wir im Alltag nur wenige Varianten nutzen. Unser Wortschatz wird mit dem Alter kleiner. Unsere Sprache kann erstarren, nicht nur im Alter. Sinnverwandte Wörter fallen uns kaum noch ein. Es sei denn, wir kultivieren unseren Sprachschatz, pflegen unsere Sprache und üben regelmäßig Sprachvariationen ein.

Wer sprachlich beweglicher und lebendiger werden beziehungsweise bleiben möchte, dem empfehlen wir regelmäßige „Sprachgymnastik": Für eine Aussage oder Frage werden systematisch alle Optionen ausformuliert. Weil im Alltag spontane Sprachgymnastik meist nicht funktioniert und man in schwierigen Gesprächen gerne auf gewohnte Sprachmuster zurückgreift, weil sie einem selbst am leichtesten fallen und Sicherheit bieten, raten wir dazu, einige Sätze aus der Liste einzuüben und sich einen „Schlüsselbund an Sätzen" zuzulegen, um sie als Türöffner nutzen zu können. Dabei sollte man solche Sätze wählen, die zu einem selbst passen.

5.6 Wer ist wofür bei Gesprächen verantwortlich?

Verantwortung ist eine mit einer bestimmten Aufgabe, einer bestimmten Stellung verbundene Verpflichtung, dafür zu sorgen, dass innerhalb eines bestimmten Rahmens alles einen möglichst guten Verlauf nimmt, das jeweils Notwendige und Richtige getan wird und möglichst kein Schaden entsteht. In diesem Buch geht es auch um die Frage, wer für die Gespräche zwischen Behandelnden einerseits und Patienten und Angehörigen andererseits verantwortlich ist. Nicht behandelt wird hier die Frage, wer für was bei der Behandlung und dem Erfolg der Behandlung verantwortlich ist.

Im Patientenrechtegesetz ist der Behandlungsvertrag, der bei medizinischen Behandlungen die gegenseitigen Rechte und Pflichten zwischen dem Behandelnden einerseits und dem *Patienten* andererseits regelt, normiert (§§ 630 a–h BGB). Medizinisch Behandelnde sind Ärzte, Zahnärzte, Psychotherapeuten und Angehörige anderer Heilberufe wie Physiotherapeuten und Hebammen.

Nach dem Patientenrechtegesetz sollen der Behandelnde und der Patient zur Durchführung der Behandlung zusammenwirken (§ 630 c Abs. 1 BGB). *Für beide Parteien besteht eine generelle Mitwirkungspflicht.* Die Mitwirkungspflicht wird im Gesetz allerdings nicht näher erläutert. Für den Behandelnden wird festgelegt: *„Der Behandelnde ist verpflichtet, dem Patienten in verständlicher Weise zu Beginn der Behandlung und, soweit erforderlich, in deren Verlauf sämtliche für die Behandlung wesentlichen Umstände zu erläutern, insbesondere die Diagnose, die voraussichtliche gesundheitliche Entwicklung, die Therapie und die zu und nach der Therapie zu ergreifenden Maßnahmen. Sind für den Behandelnden Umstände erkennbar, die die Annahme eines Behandlungsfehlers begründen, hat er den Patienten darüber auf Nachfrage oder zur Abwendung gesundheitlicher Gefahren zu informieren.“* (§ 630 c Abs. 2 BGB)

5

Außerdem ist der Behandelnde *„verpflichtet, den Patienten über sämtliche für die Einwilligung wesentlichen Umstände aufzuklären. Dazu gehören in der Regel insbesondere Art, Umfang, Durchführung, zu erwartende Folgen und Risiken der Maßnahme sowie ihre Notwendigkeit, Dringlichkeit, Eignung und Erfolgsaussichten im Hinblick auf die Diagnose oder die Therapie. Bei der Aufklärung ist auch auf Alternativen zur Maßnahme hinzuweisen, wenn mehrere medizinisch gleichermaßen indizierte und übliche Methoden zu wesentlich unterschiedlichen Belastungen, Risiken oder Heilungschancen führen können.“* (§ 630 e Abs. 1 BGB).

„Die Aufklärung muss

- *1. mündlich durch den Behandelnden oder durch eine Person erfolgen, die über die zur Durchführung der Maßnahme notwendige Befähigung verfügt; ergänzend kann auch auf Unterlagen Bezug genommen werden, die der Patient in Textform erhält,*
- *2. so rechtzeitig erfolgen, dass der Patient seine Entscheidung über die Einwilligung wohlüberlegt treffen kann,*
- *3. für den Patienten verständlich sein, …“* (§ 630 e Abs. 2 BGB)

„Der Aufklärung des Patienten bedarf es nicht, soweit diese ausnahmsweise aufgrund besonderer Umstände entbehrlich ist, insbesondere wenn die Maßnahme unaufschiebbar ist oder der Patient auf die Aufklärung ausdrücklich verzichtet hat.“ (§ 630 e Abs. 3 BGB)

Auch einem einwilligungsunfähigen Patienten *„sind die wesentlichen Umstände entsprechend seinem Verständnis zu erläutern, soweit dieser aufgrund seines Entwicklungsstandes und seiner Verständnismöglichkeiten in der Lage ist, die Erläuterung aufzunehmen, und soweit dies seinem Wohl nicht zuwiderläuft.“* (§ 630 e Abs. 5 BGB)

Die Behandelnden sind vorrangig für die Gestaltung und Durchführung ihrer Gespräche mit Patienten verantwortlich. Dabei geht der Gesetzgeber davon aus, dass jeder Behandelnde in der Lage ist, sich mit unterschiedlichsten Menschen zu verständigen, sie zu informieren und aufzuklären. Ganz besonders gefordert sind Behandelnde, wenn Patienten sich zunehmend verschließen, nicht mehr nach therapeutischen Möglichkeiten und Alternativen fragen, sondern einfach verstummen, obgleich wichtige Entscheidungen für sie anstehen.

Die Patienten sind aufgrund ihrer Mitwirkungspflicht für den Verlauf und den Erfolg ihrer Gespräche mit ihren Behandlern mitverantwortlich. Sie sind verantwortlich für das, was sie sagen oder nicht sagen. Verantwortlich sind sie auch für ihren Umgang mit den Informationen, Empfehlungen und Verordnungen der Behandler. Sie sollten, wenn sie Dritten von dem Gespräch mit dem Arzt oder mit der Pflegekraft berichten, wahrhaftig sein. Angehörige, die Patienten rechtmäßig vertreten, stehen in derselben Pflicht wie Patienten.

Hier stellen sich auch die Fragen nach Manipulation und Wahrhaftigkeit in den Gesprächen. Wie ehrlich ist der Behandelnde? Wie ehrlich ist der Patient? Wer ist bereit, Verantwortung für sein Sprechen und Handeln zu übernehmen? Wie weit ist der Behandelnde für die Reaktion des Patienten auf seine Aussage hin verantwortlich?

Über die Verantwortung der Pflegekraft für ihre Gespräche mit Patienten steht im Patientenrechtegesetz nichts. Es gelten die Prinzipien ethischen Handelns in der Pflege gemäß dem Internationalen Ethikkode für Pflegende (ICN).

Unabhängig von diesen juristischen Vorgaben ist jeder für das, was er sagt oder nicht sagt, verantwortlich. Nicht jede Rede ist erlaubt. Das Strafgesetzbuch grenzt die Redefreiheit ein, z. B. bei Beleidigung, Verletzung der Vertraulichkeit des Wortes, falscher Verdächtigung oder Bedrohung. Generell gilt: Alles, was ich sage, stammt von mir. Deshalb bin ich verantwortlich für das, was ich sage oder nicht sage.

5.7 Gezielte Impulse helfen oft mehr als lange Ausführungen

Im Orient werden Geschichten erzählt, um auf diese Weise eine Wahrheit zu vermitteln. Patienten in Europa erzählen auch gern von sich. Sie benötigen mitunter viel Zeit, um zu berichten, wie es ihnen geht und was alles war. Sie können das, was sie sagen wollen, nicht kurz und knapp mitteilen, sondern müssen eben eine Geschichte erzählen. Aufgabe des Arztes oder der Pflegekraft ist es dann, herauszuhören, worum es dem Patienten geht, und das zu benennen.

Selbstverständlich können Ärzte und Pflegekräfte auch Geschichten erzählen, um eine Botschaft zu vermitteln. Dazu fehlen ihnen aber oft die Zeit und die Muße, denn zum Geschichtenerzählen braucht man Zeit und Muße. Und man braucht Zuhörer, die zuhören wollen und können. Es ist fraglich, ob Patienten gute Zuhörer sind.

Ärzte müssen ihre Patienten über die Erkrankung oder die Behandlung informieren und aufklären. Aufklärungen sind keine Geschichten im engen Sinne. Wie sollte informiert und aufgeklärt werden? Um dem Gesetz zu entsprechen, muss sogar „alles" mitgeteilt werden. Darauf hat der Patienten ein Recht. Das könnten lange Ausführungen werden. Offen bleibt, was der Patient davon verstanden haben muss und was bei ihm „sitzen bleibt". Gerade längere Ausführungen nehmen wir selektiv wahr. Mal bleibt das hängen, was am Anfang gesagt worden ist, mal das, was am Ende gesagt worden ist. Mal bleibt gar nichts hängen. Mal etwas, was gar nicht gesagt worden ist (*Was ich gesagt habe, weiß ich erst, wenn ich die Antwort kenne* ➤ 4.6).

Wenn also erreicht werden soll, dass etwas ganz sicher beim Patienten „hängen bleibt", ist es angezeigt, Impulse zu setzen und zu überprüfen, was verstanden worden ist. Ein

Wort ist umso verständlicher, je weniger Silben es hat. Bilden Sie kurze, einfache Sätze. Wie lang darf ein Satz sein? Die Fähigkeit, zwei Wörter als zusammengehörig zu erkennen, endet bei 6 bis 8 Wörtern. Verzichten Sie auf negativ besetzte Begriffe und Verneinungen, die ja nur aussagen, was nicht ist, aber nicht, was ist. „Ihre Ergebnisse sind nicht schlecht." provoziert die Frage: „Wie sind sie denn?"

Formulieren Sie Ihre Aussagen eindeutig, verständlich und so unterstützend wie möglich. Mit eindeutigen Impulsen lassen sich Gespräche „am kurzen Zügel" führen und Ausuferungen vermeiden. Redensarten strapazieren die Aufmerksamkeit. Den Wissenschaftsjargon und den Bürokratenjargon vermeiden. Beachten Sie, was ein Wort wie „Krebs" bei Patienten auslösen kann. Fast alle Patienten verbinden damit assoziativ „Tod". Begriffe wie Tumor oder Geschwulst engen nicht so eng auf den Tod ein und lassen einen größeren Interpretationsspielraum. Insofern ist es gerade bei gezielten Impulsen wichtig zu bedenken, was damit ausgelöst werden könnte, und zu prüfen, was damit ausgelöst worden ist.

5.8 Hilfreiche Gespräche müssen nicht lange dauern

Immer wieder ist als Kritik zu lesen: Ärzte haben keine Zeit und lassen ihre Patienten nicht ausreden, vielmehr unterbrechen sie ihre Patienten spätestens nach 19 Sekunden, obwohl diese auch schon von alleine nach 90 Sekunden aufhören würden zu reden.[1] Es ist fraglich, wie diese Behauptungen zustande kommen und ob sie stimmen. Wissenschaftliche Studien, die solche Aussagen begründen würden, kennen wir nicht. Nur, die Behauptungen halten sich und bedienen Vorurteile. Dazu passt die Klage von Ärzten, sie hätten keine Zeit für Gespräche.

Wie viel Zeit sollte für ein Arztgespräch zur Verfügung stehen? Genügen sieben Minuten, müssen es 20 Minuten oder doch dreißig Minuten sein? Was ist an Zeit für ein Gespräch möglich, wenn der Hausarzt 40 Patienten am Tag behandelt? Oder ein Onkologe 60 Patienten? Wieviel Zeit hat ein Notarzt bei einem Noteinsatz? – Die Therapie bei Psychotherapeuten dauert 50 Minuten. Der Leibarzt der britischen Queen hat eine Patientin am Tag!

Niedergelassene Ärzte nehmen sich in Deutschland nach statistischen Erhebungen im Durchschnitt sieben Minuten Zeit für ein Gespräch mit einem Patienten. Sind sieben Minuten zu wenig oder ausreichend Zeit für ein hilfreiches Gespräch? Wie viel Zeit muss für ein konstruktives Gespräch verfügbar sein? Genügen sieben Minuten oder müssen es dreißig Minuten sein?

Verbindliche Zahlen als Antwort auf die Fragen sind weder wissenschaftlich fundiert noch hilfreich. Sowohl die Dauer eines Gesprächs als auch die Zeitspanne, nach der die Rede des Patienten unterbrochen wird, hängen von dem Anlass, der jeweiligen Situation, den beteiligten Personen und der zur Verfügung stehenden Zeit ab. Außerdem davon, was mit dem Gespräch erreicht werden soll. Nicht zuletzt hängt die Länge des Gesprächs auch vom Befinden des Patienten und des Arztes ab.

---

[1] Invernizzi 2018

Zu bedenken ist außerdem: Ein zweiminütiges Gespräch kann entlasten und unterstützen, ein dreißigminütiges Gespräch kann belasten und überfordern. Und umgekehrt. Auch in einer Minute ist ein förderliches Gespräch möglich, sogar zwischen Tür und Angel. Die Frage ist nur, wie das Gespräch geführt wird. Unabhängig von der Länge haben professionelle Gespräche einen Spannungsbogen. Er reicht von der Einleitung über die Handlung bis zum Abschluss.

Gespräche der Pflegekräfte mit den Patienten sind in der Regel mit einer pflegerischen Handlung verbunden. Hierbei hängt die Länge des Gesprächs zumeist von der Dauer der Pflegehandlung ab. Und dafür gibt es von den Kranken- und Pflegekassen und den Trägern der Einrichtungen sehr knappe Zeitvorgaben. Häufig müssen Pflegende aber auch auf kurze direkte Anreden oder Fragen von Patienten oder Angehörigen antworten. Doch auch dafür ist eigentlich keine Zeit vorgesehen.

Wenn ein Gespräch ansteht, dann kann es hilfreich sein, zu Beginn des Gesprächs den Zeitrahmen kurz anzukündigen.

Klare Zeitvorgaben für Gespräche können nachhaltig die Effizienz eines Gesprächs fördern. Viele Gesprächspartner kommen dann nämlich gleich zum Kern der Sache.

Neben den ausgesprochenen Zeitvorgaben gibt es faktische Zeitvorgaben, wie z. B. den ständigen Blick auf die Uhr, die Körpersprache, die Hektik auf einer Station oder das mit Patienten gefüllte Wartezimmer. Auch diese Zeitvorgaben beeinflussen Gespräche.

Eine ökonomische Gesprächsführung berücksichtigt, wie viel Zeit zur Verfügung steht, und strukturiert und steuert danach das Gespräch. Ärzte und Patienten staunen immer wieder, wie intensiv oft ein Sieben-Minuten-Gespräch sein kann. Selbst für Aufklärungsgespräche über eine bösartige Erkrankung kann eine Viertelstunde reichen. In jedem Fall steht jedoch immer nur eine begrenzte Zeit zur Verfügung, auch bei einem scheinbar offenen Ende des Gespräches.

Die Aufgabe ist, bewusst und wissentlich mit Zeitvorgaben umzugehen. Der Zeitrahmen eines Gespräches ist genauso zu strukturieren wie der Inhalt. Die Sieben-Minuten-Regel ist gar nicht so schlecht, wenn das Gespräch gezielt geführt wird. Klare Zeitvorgaben für das Gespräch und Konzentration auf Zweck und Ziel des Gespräches können nachhaltig vom Zeitdruck befreien.

Wie lange sollte ein Arzt einen Patienten ohne Unterbrechung reden lassen? Soll er schon nach 19 Sekunden unterbrechen oder erst nach 90 Sekunden? Auch hierfür gibt es keine wissenschaftlich begründeten konkreten Zahlenangaben. Es kann der Situation angemessen sein, den Patienten gleich nach seinem ersten Satz zu unterbrechen und ihn etwas zu fragen. Es kann ebenso angemessen sein, ihn zehn Minuten reden zu lassen, ohne ihn zu unterbrechen. Die Verantwortung dafür liegt bei dem, der das Gespräch führt.

FOKUSSIERUNGSMODELL

Keine Zeit: Eine Kranke beklagt sich bei einer Pflegekraft: „Keiner hat Zeit für mich!" Die Pflegekraft kann zwischen den Varianten wählen.

Ich-Fokussierung	„Ich tue, was ich kann."
Du-Fokussierung	„Erzählen Sie mir von Ihrer Enttäuschung." „Was erwarten Sie von mir?" „Haben Sie Ihre Tochter angerufen?" „Sie ärgern sich, weil Sie so viel allein sind."

Es-Fokussierung	„Die Personalnot lässt nicht mehr Zeit für die Patienten zu."
Lebenswelt-Fokussierung	„Wo bleibt eigentlich Ihr Sohn?"

Auf die Antwort der Patientin gibt es wieder sieben Möglichkeiten zu antworten; so kann das Gespräch weitergeführt werden.

5.9 Gespräche beenden

Manche Patienten genießen es geradezu, mit einem Arzt oder einer Pflegekraft ausführlich zu reden. Sie suchen das Gespräch und möchten gar nicht aufhören von sich zu erzählen. Es gibt eine ganze Reihe von guten Gründen, ein Gespräch bewusst und gezielt zu beenden. Man muss sie aber nicht laut aussprechen. Sie könnten verletzen und damit die Beziehung belasten oder gar zerstören. Der letzte Eindruck, den wir hinterlassen, bleibt besonders stark in Erinnerung. Der positive Verlauf eines Gesprächs kann im Nachhinein ins Gegenteil kippen, wenn Ihr Gesprächspartner sich am Ende abgewürgt fühlt. Leicht entsteht der Eindruck, Sie wollen ihn loswerden.

Wie und wann man ein Gespräch beendet, das hängt von der Situation, dem Anlass und dem Ziel des Gespräches ab, auch davon, wie viel Zeit man für das Gespräch vereinbart hat und was für ein Ziel man verfolgt. Das Ziel sollte es möglichst sein, das Gespräch in beiderseitigem Einvernehmen zu beenden und einen Abbruch zu vermeiden. Um Entschuldigung bitten, wenn das Gespräch vorzeitig beendet werden muss, und einen plausiblen Grund dafür nennen und sich die Regie nicht aus den Händen nehmen lassen.

Schon vor einem Gespräch kann überlegt werden, wie und wann man das Gespräch beenden möchte. Das kann das Abschließen eines schwierigen Gesprächs erleichtern. Man kann das zeitliche Ende im Vorhinein benennen, während des Gesprächs darauf zurückkommen und das Ende ankündigen: „Ich möchte jetzt zum Schluss kommen." Allerdings sollte man dann auch zum Schluss kommen und nicht noch ein neues Thema beginnen oder zulassen.

Wenn man das Ziel des Gesprächs erreicht hat oder der Zweck des Gesprächs erfüllt ist, kann man das benennen und als Grund für die Beendigung des Gespräches anführen. Man kann den Inhalt des Gesprächs kurz zusammenfassen, die Vereinbarungen wiederholen und um Zustimmung bitten und sich vergewissern, ob der andere das auch so sieht.

Abschließend kann man fragen: Haben Sie noch Fragen? Oder: Welche Fragen haben Sie noch? Abschließen mit einer Pointe, einem guten Wunsch, einem Lächeln. Möglichst so beenden, dass der andere nicht das Gefühl bekommt, dass man ihn loshaben möchte. Dann nicht länger warten, dass oder bis der andere das Gespräch auch beendet. Höflich und entschieden verabschieden und nicht noch einmal neu ansetzen.

War Ihnen das Gespräch wichtig und Sie sind ernsthaft daran interessiert, es fortzusetzen, dann sollten Sie dies am Ende des Gesprächs auch mitteilen. Bieten Sie das aber nur an, wenn Sie das auch wirklich vorhaben. Ansonsten entlarven Sie sich schnell als Sprücheklopfer, dem man nicht abnehmen kann, was er sagt.

Manchmal brauchen komplexe Inhalte etwas Zeit, um sich beim Patienten zu „setzen". Im Klinikalltag bietet es sich manchmal an, wenn man vielleicht ohnehin Nachtdienst hat, dem Patienten das ehrliche Angebot zu machen, später nochmal an sein Bett zu kommen, um mit ihm zu sprechen. In der Praxis bieten niedergelassene Ärzte nach einschneidenden Gesprächen ein weiteres Gespräch oder ein Telefonat für einige Tagen danach an. Weitere Gespräche sind vor allem dann unerlässlich, wenn es um existenzielle Fragen geht.

FOKUSSIERUNGSMODELL

Kein Ende des Gesprächs: Als die Ärztin das Gespräch mit dem Patienten beenden will, wehrt er sich und sagt zu ihr: „Ich bestehe auf eine ausführliche Beratung. Das ist mein Recht." Die Ärztin kann wählen, wie sie antwortet:

Ich-Fokussierung	„Ich habe auch noch andere Patienten zu versorgen."
Du-Fokussierung	„Dann reden Sie weiter." „Wann können Sie wiederkommen?" „Haben Sie noch Fragen?" „Ihnen gefällt es, mit mir zu reden?"
Es-Fokussierung	„Die Krankenkassen entgelten das nicht."
Lebenswelt-Fokussierung	„Ein Psychotherapeut hätte mehr Zeit für Ihre Probleme."

Auf die Antwort des Patienten gibt es wieder sieben Möglichkeiten zu antworten; so kann das Gespräch weitergeführt werden.

KAPITEL

6 Vom Mit- und Gegeneinander

6.1 Begegnungen sind Konfrontationen

Man kann nicht nicht kommunizieren, wenn man mit jemand in einem Raum ist oder jemandem begegnet. Wir konfrontieren uns gegenseitig. Auch das gehört zur Lebenswirklichkeit: Alles kann bei einer Begegnung zur Konfrontation werden. Wir können nie sicher sein oder wissen: Wie sehen uns andere? Was kommt bei anderen von unserer Rede an? Was lösen wir bei anderen aus? Von der meist unbewussten Konfrontation durch das bloße Dasein ist die bewusste Konfrontation zu unterscheiden. Die gezielte Provokation, um auf sich aufmerksam zu machen oder andere zu ärgern, ist etwas Spezielles.

Wir konfrontieren einander allein schon durch unser Dasein, ohne es zu wollen. Es ist nicht zu verhindern. Unterschiede und Gegensätze zwischen den Menschen sind einfach da und müssen ausgehalten und respektiert werden.

Junge Menschen konfrontieren z. B. ältere Menschen mit ihrer Jugend. Vertreter von Berufen, die mit Sterben und Tod zu tun haben, wie Ärzte, Pflegekräfte oder Bestatter, konfrontieren andere Menschen allein aufgrund ihres Berufs mit Krankheit, Sterben und Tod. Sterbenskranke wiederum konfrontieren gesunde Menschen mit Krankheit und Tod. Der Kranke mutet sich dem Arzt und der Arzt sich dem Kranken zu. Der Besuch eines Pfarrers wird z. B. deswegen abgewehrt, weil er nach Meinung vieler Menschen nur dann zum Kranken kommt, wenn das Ende nahe ist. Eine Hospizbegleiterin konfrontiert mit ihrem Besuch allein schon dadurch, dass sie sich als Hospizbegleiterin vorstellt.

Die Aufnahme auf eine Intensiv- oder Palliativstation, in ein Hospiz, in ein Altenheim oder die Verlegung auf ein Einzelzimmer erschreckt den Menschen, der verlegt wird. Deshalb werden diese Dinge oft „schöngeredet". Selbst das Wetter oder die Jahreszeit kann konfrontierend wirken: Der graue Nebel drückt auf das Gemüt; die große Hitze des Sommers ist nicht auszuhalten; der November gilt als Sterbemonat.

Kranke wiederum können mit offenen Wunden und üblen Gerüchen empfindliche Menschen arg berühren. Sie werden ihrerseits wiederum mit Möglichkeiten, die sie nicht mehr haben, konfrontiert, wie z. B. fürs Wochenende die Klinik zu verlassen oder zu verreisen. Ärzte und Pflegekräfte können durch die schlimme Lage, in der sich ein Patient befindet, mit ihrer eigenen Hilflosigkeit und Ohnmacht konfrontiert werden.

Außer durch das bloße Dasein oder Verhalten konfrontieren wir auch nicht bewusst und absichtslos mit dem, was wir einander sagen. Erst die Reaktion des anderen klärt uns darüber auf, ob wir ihn mit etwas getroffen haben. Jede Mitteilung einer schlechten Nachricht ist eine schlimme Konfrontation: „Sie haben Krebs und noch zwei Monate zu leben." Aber auch gute Nachrichten können eine Konfrontation sein: „Ich kann es gar nicht fassen. Die Chemo war erfolgreich. Was soll ich jetzt tun? Ich hatte doch schon mit allem abgeschlossen."

Konfrontationen sind in Begegnungen und Gesprächen allgegenwärtig. Sind wir uns dessen bewusst, kann dieses Bewusstsein uns helfen, unser eigenes Verhalten und die Reaktionen anderer Menschen auf uns besser zu verstehen.

6.2 Nähe und Distanz in Räumen

Wo finden Gespräche mit Patienten normalerweise statt? Im Sprechzimmer des Arztes, im Behandlungszimmer, im Krankenzimmer, im Stationszimmer, auf dem Flur; bei Hausbesuchen in der Wohnung des Patienten. Diese Räume bieten je eigene Bedingungen für Gespräche und die Gestaltung von Nähe und Distanz. Oft sind sie vorgegeben und der Spielraum, sie zu verändern, ist minimal. Der Patient kommt in das Sprech- oder Behandlungszimmer des Arztes. Ärzte und Pflegekräfte gehen zum Patienten ins Krankenzimmer. Sprech- und Behandlungszimmer können gezielt für Gespräche gestaltet werden, Krankenzimmer dagegen kaum. Bei Hausbesuchen muss man sich den Gegebenheiten anpassen und eventuelle Spielräume nutzen.

Arztzimmer werden heute durch einen großen Schreibtisch mit einem Computer darauf beherrscht. An einer Wand steht eine Untersuchungsliege. Hinter dem Schreibtisch steht der Bürostuhl des Arztes; der Stuhl mit Rollen ist beweglich, drehbar und höhenverstellbar. Vor dem Schreibtisch stehen zwei einfache Stühle für den Patienten und seine Angehörigen; Stühle ohne Rollen, weder drehbar noch höhenverstellbar.

Worauf sollte man bei der Einrichtung eines Sprechzimmers achten? Der Patient sollte nach dem Betreten des Raumes die Möglichkeit haben, sich kurz umzusehen und sich zu orientieren. Sein Bewegungsspielraum sollte nicht durch eine feste Position der Stühle eingeschränkt werden. Die Plätze sollten gleichmäßig mit Lichtquellen ausgeleuchtet sein, so dass niemand im Halbdunkel sitzt oder angeleuchtet wird. Der Geruch im Raum, die Lufttemperatur und die Helligkeit wirken sich selbstverständlich auf ein Gespräch aus. Der Weg zur Tür sollte für den Patienten frei sein, auch für den Arzt oder die Pflegekraft („Fluchtweg").

Mit der Platzierung des Mobiliars lässt sich Nähe und Distanz gestalten: Stelle ich den Computer zwischen den Patienten und mich? Setze ich mich direkt, konfrontativ dem Patienten gegenüber? Drehe ich mich auf meinem Stuhl etwas zur Seite, so dass wir uns nicht fixieren? Nutze ich die Möglichkeit, meine Sitzfläche höher oder niedriger zu stellen? Durch die Höhenverstellung kann ich das Gespräch beeinflussen, mich kleiner oder größer machen.

Gespräche können über den Schreibtisch hinweg oder an einem Tisch geführt werden. Ist der Schreibtisch an einer Seite abgerundet, so dass sich der Arzt neben den Patienten setzen kann? Der Schreibtisch kann als Schutz vor zu großer Nähe des Patienten dienen, vom Patienten aber auch als Barriere empfunden werden, zumal wenn Computer, Bücher etc. den Blick versperren. Die Anordnung trägt dazu bei, ob der Patient sich als Partner des Arztes fühlen kann oder als sich ihm ausgeliefert. Gespräche bei offenen Sitzordnungen ohne Tisch in der Mitte können für ein angenehmes Gesprächsklima sorgen, aber auch abschreckend wirken.

Krankenzimmer sind in der Regel standardmäßig eingerichtet: Bett, kleiner Tisch und ein Stuhl. Krankenzimmer mit nur einem Patienten bieten bessere Möglichkeiten als Mehrbettzimmer mit mehreren Patienten.

In einem Krankenzimmer stehen die Betten der Kranken im Mittelpunkt. Wandschränke, Stühle, medizinische Geräte sind funktional um die Betten herum platziert. Ärzte, Pflegekräfte und Besucher haben viele Möglichkeiten, Nähe und Distanz zum Patienten zu variieren und können sie den Wünschen der Patienten und ihren eigenen Vorstellungen anpassen: Stelle ich mich ans Bett? Wie weit weg stelle ich mich? Setze ich mich und rutsche den Stuhl dicht an das Bett? Setze ich mich so, dass ich den Patienten frontal anschaue? Setze ich mich neben das Kopfteil des Bettes und schaue den Patienten von der Seite aus an? Setze ich mich aufs Bett? Verändere ich meine Position im Stehen? Gehe ich hin und her? Das sind Möglichkeiten, das Gespräch zu beeinflussen.

Stationszimmer (Stützpunkte) sind für Gespräche mit Patienten in der Regel kaum geeignet. Dort ist einfach zu viel Betrieb. Auf dem Flur ergeben sich Gespräche im Vorbeigehen oder zwischen Tür und Angel; zumeist per Zufall, selten geplant.

Große Räume mit einer flexiblen Ausstattung bieten mehr Möglichkeiten, Nähe und Distanz der Partner zueinander vorzugeben als kleine und enge Räume. Die aktuelle Situation, kulturspezifische Normen können beachtet werden. Die Ausdehnung einzelner räumlicher Distanzzonen ist kulturabhängig. Die Abstände können leicht variieren. In die intime Zone dringt jemand ein, wenn er den Abstand zum anderen um mehr als Armeslänge unterschreitet. Für die persönliche Zone wird ein Spielraum von einem halben bis anderthalb Meter Abstand angenommen. Die Hände zweier Personen können eine andere Distanz haben als die Füße, Hüften, Köpfe. Als gesellschaftliche Zone sieht man den Abstand von anderthalb bis vier Meter an. Die öffentliche Zone, auch Fluchtdistanz genannt, beginnt, wenn der Abstand voneinander mehr als vier Meter beträgt.

Je kleiner ein Raum ist, desto mehr erzwingt er (zu) große Nähe. Auf Distanz zu gehen, ist dort kaum möglich. Je größer ein Raum ist, desto leichter ist es, Distanz zu halten. Nähe muss dann aktiv gesucht und der Raum bewusst eingerichtet werden.

Die folgenden Fragen zum *Raum für Gespräche* helfen, den optimalen Raum zu finden:

- Wie ist der Raum zu erreichen?
- Was strahlt der Raum aus?
- Passt die Größe des Raumes?
- Wie sind Licht, Temperatur und Geruch in dem Raum?
- Stören Geräusche von außen?
- Passen Bestuhlung, Zuordnung der Stühle und (Schreib-)Tische?
- Wo möchte ich sitzen?
- Wo soll der Patient sitzen?

6.3 Nicht jeder lässt sich gern anfassen

Nicht nur Säuglinge und Kinder brauchen zum Leben ausreichenden und wohlmeinenden Körperkontakt, sondern auch die Erwachsenen. Vielfältig sind die Möglichkeiten, wie wir mit einem anderen Menschen über den Körper in Kontakt kommen können. Genauso vielfältig sind die Anlässe, Absichten und Ziele. Wir können bewusst und gezielt jemanden berühren, aber auch ungewollt und zufällig, erwünscht oder unerwünscht. Die Intensität reicht dabei von der sanften Berührung mit den Fingerspitzen über den Kontakt mit Lippen oder Händen bis zum Faustschlag oder Tritt. Ohne Absicht berühren wir andere Menschen, auch Fremde, z. B. im Gedränge, auf einem Bahnhof oder bei einer Demonstration.

Wir können bewusst antippen, antasten, befühlen, fest zugreifen, streicheln und drücken. Weniger erwünscht sind kneifen, anklammern, antatschen, grapschen, schubsen, schieben, wegdrücken, treten und schlagen. Offen ist, wie der andere die Annäherung wahrnimmt, wertet und dann darauf reagiert. Daraus kann ein Zusammenspiel werden: Zwei Menschen halten sich die Hände und schauen sich in die Augen. Es kann aber auch eine abrupte Zurückweisung erfolgen, verbunden mit einem Schlag auf die Hände.

Es gibt gute Gründe, jemanden anzufassen, um z. B. Sympathie zu bekunden, Wärme und Nähe zu vermitteln. Beim Begrüßen und Verabschieden wird Händeschütteln allgemein akzeptiert. Schulterklopfen, Umarmen und Küsschen geben sind Bekannten und Freunden vorbehalten. In kritischen Situationen müssen Kranke an die Hand genommen werden.

Es gibt ebenfalls auch gute Gründe, jemanden nicht anzufassen, um sich z. B. nicht mit einem Virus anzustecken. Berührungsangst kann sich als Angst vor Berührungen oder als bloßes Unbehagen bei normalen Berührungen zeigen.

Sozial höher gestellte Personen „dürfen" eher körperlichen Kontakte aufnehmen als „Untergebene": Der Chef klopft seinem Assistenten auf den Rücken, der Arzt legt dem Patienten seine Hand auf die Schulter und Männer berühren Frauen. „Untergebene" und Patienten (er)dulden diese Unterordnung. Patienten sind ihrer Umgebung ziemlich, aber nicht völlig ausgeliefert. Die Macht zu entscheiden, wie nahe ihnen jemand kommt oder wie distanziert er bleibt, liegt vornehmlich bei den anderen, den Gesunden.

Für Ärzte und Pflegekräfte gehört der Körperkontakt mit Patienten zu ihrem professionellen Handeln. Der Körperkontakt ist bewusst, funktionsbedingt und -orientiert, schließt alle Körperregionen ein und berührt die Scham- und Peinlichkeitsgrenzen. Patienten dulden diese Berührungen normalerweise. Sie haben ja auch keine Wahl. Körperberührungen ohne Grußcharakter und ohne dass sie durch Untersuchung, Behandlung oder Pflege begründet sind, sind fragwürdig.

Ärzte und Pflegekräfte können auch „einfach so" Körperkontakt mit einem Patienten aufnehmen: Die Hand nehmen und streicheln. Jemanden in den Arm nehmen. Den Arm auf die Schulter legen. Wenn die Berührungen nicht mehr funktionsbedingt und -orientiert sind, dann stellt sich schnell die Frage: Wer sucht sie mit welchem Interesse? Die Gefahr des Missbrauchs ist nicht zu unterschätzen.

Mit Selbstschutzmaßnahmen sorgen Ärzte und Pflegekräfte dafür, dass Patienten ihnen nicht zu nahekommen. Der französische Arzt René Laënnec wollte nicht länger mehr sein Ohr direkt auf den Brustkorb seiner Patienten legen. Er entwickelte im Jahre 1816 ein „Höhrrohr", das Stethoskop, und hielt es zwischen sein Ohr und den Brustkorb des Patienten. Heute nutzen alle Ärzte Stethoskope, um ihre Patienten abzuhören. Pflegekräfte tragen Handschuhe, um sich vor direktem Kontakt mit dem Körper der Patienten zu schützen. Seelsorger halten eine Bibel oder ein Gebetbuch zwischen sich und den Kranken. Angehörige und Besucher bringen Blumensträuße oder Geschenke mit und setzen so etwas zwischen sich und dem Patienten.

Zu große emotionale Nähe und zu große emotionale Distanz können professionelles Handeln gleichermaßen behindern. Manche emotionale Distanz lässt sich überwinden, manche nicht. Die Hemmschwellen für Annäherungen sind individuell verschieden ausgeprägt. Dem Wunsch nach größtmöglicher Nähe steht oft die Angst vor zu großer Nähe gegenüber. Und mit dem Wunsch nach Distanz kann die Angst vor zu großer Distanz konkurrieren.

Deshalb ist zu prüfen: Für wen ist die Annäherung, für wen ist die Distanzierung gut? Wie viel Nähe suche ich bei wem? Wie viel Distanz muss ich einhalten? Welche Distanz, welche Nähe akzeptieren beide Partner beziehungsweise müssen sie akzeptieren?

Wie reagiere ich, wenn mich jemand berührt? Entscheidend kann sein, wer mich anfasst, warum mich jemand anfasst und wo und wie ich angefasst werde. An der Hand, am Kopf, an der Burst, am Gesäß? Wenn jemand einem anderen zu nahekommt, weicht der andere meistens automatisch zurück. Und wenn die „bedrängende" Person weiter nachrückt, zieht sich die bedrängte noch weiter zurück.

Nicht zu vergessen ist, dass wir ein „erweitertes Ich" haben. Damit sind alle Dinge gemeint, die eng zu uns gehören. „Das ist mein Bett und das ist mein Schrank." Wenn sich jemand auf das Bett des Patienten setzt, sitzt er „auf seinem erweiterten Ich". Viele Menschen reagieren darauf genauso, wie wenn sie persönlich „besetzt" worden wären.

Patienten möchten zeitweise allein sein, niemanden um sich haben. Oft haben sie nicht mehr die Kraft, sich diesen Freiraum selbst zu schaffen. Sie brauchen die Aufmerksamkeit und Unterstützung ihrer Umgebung für Schutz vor zu viel Kontakt.

Auch sterbenskranke Menschen und solche, die in dieser Phase teilweise nicht mehr ansprechbar sind, sollten in dem Bewusstsein behandelt werden, als seien sie noch immer Herr ihres erweiterten Ichs. Auch wenn sie auf Hilfe angewiesen sind und intime Nähe bei der Pflege nicht mehr ablehnen können, müssen sie immer persönlich angesprochen und über jeden Handgriff informiert werden, auch in ihren letzten Stunden.

Eine neue Erfahrung ist ein generelles Kontaktverbot mit wenigen Ausnahmen. Weltweit sind die Menschen aufgerufen, den Kontakt mit anderen Menschen zu vermeiden und Abstand voneinander zu halten, um die Verbreitung des Coronavirus zu verhindern. Dem Patienten, der körperliche Nähe nicht mag, kommt das entgegen. Doch für alle anderen ist das ein sehr hoher Preis, um sich vor Ansteckung durch das Virus zu schützen oder geschützt zu werden. Viel Leid ist mit dem Kontaktverbot verbunden.

FOKUSSIERUNGSMODELL

Anfassen: Einem schwachen Patienten fällt es schwer, sein Essen allein zu sich zu nehmen. Als die Pflegekraft seinen Arm ergreift, um ihn zu unterstützen, fährt er sie an: „Lassen Sie mich los. Noch kann ich allein essen." Die Pflegekraft kann zwischen den Varianten wählen:

Ich-Fokussierung	„Ich wollte Ihnen ja nur helfen."
Du-Fokussierung	„Erzählen Sie von Ihrem Ärger." „Weshalb wollen Sie sich nicht helfen lassen?" „Lassen Sie sich nicht gern helfen?" „Sie ärgern sich über meine Hilfe."
Es-Fokussierung	„Jeder möchte möglichst lange selbstständig bleiben."
Lebenswelt-Fokussierung	„Ihre Frau könnte Sie doch beim Essen unterstützen."

Auf die Antwort des Patienten gibt es wieder sieben Möglichkeiten zu antworten; so kann das Gespräch weitergeführt werden.

6.4 Wenn sich die Sichtweisen der Erkrankung widersprechen

Kranke suchen nach Erklärungen und Begründungen für ihre Krankheit. Dabei geht es nicht nur um rein medizinische Erklärungen, sondern um Lebensansichten. Persönliche Ansichten der Patienten stoßen auf (meistens) fundierte *medizinische Theorien* ihrer Ärzte. Die Sichtweisen und Erklärungen können übereinstimmen, kompatibel sein und sich ergänzen; sie können sich allerdings auch gegenseitig ausschließen. Kompatibel oder nicht kompatibel entscheidet mit darüber, ob der Patient den Empfehlungen des Arztes folgen oder nicht folgen wird.

Jeder Mensch interpretiert die Welt und das Leben mit seinen persönlichen Weltansichten. Für unser Leben bilden wir eigene *Alltagstheorien.* Das sind Interpretations-, Denk- und Handlungsmuster. Mit ihnen geben wir unserem Leben Sinn und organisieren unseren Alltag. Unsere Alltagstheorien bestimmen auch unser Handeln. Andere können uns aufgrund unserer in der Regel recht beständigen Deutungen und Verhaltensmuster erkennen und verstehen. Wir werden dadurch für andere berechenbar. Die Entstehungs- und Anwendungsweise der Alltagstheorien hat dazu geführt, sie auch als subjektive Theorien zu bezeichnen. In ihnen haben wir unsere Erkenntnisse und Erfahrungen mehr oder weniger bewusst abgelegt und zwar so, dass sie in späteren Situationen wiederbelebt werden können.

Wenn wir krank werden und unser Leben bedroht ist, haben wir viele neue Fragen und suchen nach befriedigenden Antworten, nach schlüssigen und nachvollziehbaren Erklärungen. Wir möchten verstehen, was mit uns passiert. *„Was da passiert ist, was das bewirkt hat und noch bewirken wird, ist massiv. Das ist echt supermassiv. Nicht irgendein winziges Beben auf der Richterskala, wo nur ein Buch aus dem Regal gefallen ist. Sondern das ist in seiner ganzen Fragwürdigkeit, auch in seiner ganzen Einsamkeit, eigentlich nicht zu erklären. Und da brauche ich noch so viel Zeit. Und ich wünsche mir Zeit.“*[1]. Geprüft wird, was die Philosophie leistet. *„Und was taugt seine ganze Philosophie, wenn die Krankheit ihn so aus dem Konzept bringen kann?!“*[2]

Aus dem Lebenskonzept geworfen suchen die Patienten im Vorrat ihrer Alltagstheorien: *„Ich kann das alles noch nicht begreifen. Andere Leute begreifen in so einer Situation sicher auch nicht, was los ist.“*[3]

Patienten fällt es schwer, mit offenen Fragen zu leben. Deshalb entwickeln und finden sie ihre eigenen Erklärungen für ihre Situation. Was immer wir an Neuem erleben, wir benennen es und integrieren es in unsere Alltagstheorien. *„Mein Unglück ist der Krebs. … Ich habe mir dieses Unglück auch zu erklären versucht und bin zu der Formel gelangt: Meine Eltern sind mein Krebsübel.“*[4] Die Erkrankung wird z. B. als Ergebnis eines unglücklichen Vorfalls erklärt oder als Strafe für Fehlverhalten angesehen. „Ich weiß ja, dass ich meinen Lungenkrebs vom Rauchen gekriegt habe.“ Ein persönlicher Schicksalsschlag hat die Erkrankung ausgelöst. „Ich habe den Tod meines Sohnes nie überwunden. Als er tot war, bin ich krank geworden.“

---

[1] Schlingensief 2010, S. 123
[2] Solschenizyn 1968a, S. 222
[3] Schlingensief 2010, S. 87
[4] Zorn 2010, S. 216

Das Fehlverhalten anderer, z. B. der Ärzte, ist die Ursache der Erkrankung. „Wenn die Ärzte nicht so gepfuscht hätten, wäre ich heute nicht so krank." Der Kranke fühlt sich als Opfer der Umweltverschmutzung. Die Erkrankung wird als Strafe für lasterhaftes Leben gedeutet. Der Kranke fühlt sich für den Streit in seiner Familie persönlich schuldig und erklärt seine Erkrankung mit dem Streit. Ausdrücklich lehnen Kranke den Gedanken ab, die Erkrankung sei eine Bestrafung. *„Dass ich jetzt Krebs habe, gut, das ist scheiße. Wer da was verbockt hat, weiß ich nicht, warum das so ist, weiß ich auch nicht. Aber es handelt sich nicht um eine Bestrafung, vor allen Dingen nicht um eine Selbstbestrafung."*[5]

Werden Erklärungen beziehungsweise Alltagstheorien von anderen angezweifelt, dann wird dieses Wissen meistens mit dem Argument verteidigt: „Ich habe in meinem Leben meine Erfahrungen gemacht. Und die kann mir keiner nehmen!" Durch diesen Rückzug auf die eigene Lebensgeschichte und ganz persönliche Erfahrungen entzieht sich der Alltagswissende einer Auseinandersetzung über die Qualität seines Wissens. Er weicht Fragen und Zweifeln aus und versucht sein Wissen eben dadurch für sich abzusichern. Als Ergebnis dieser Wissensabsicherung kann Alltagswissen leicht erstarren. Es wird schnell zur subjektiv begründeten und für Dritte nicht nachprüfbaren Überzeugung, die gegen „Angriffe" jeder Art heftig verteidigt wird. Eine Infragestellung des Alltagswissens bedeutet für viele nicht weniger als eine Infragestellung ihrer Person und ihres Lebenssinns.

So werden die heftigen Zusammenstöße verständlich, zu denen es zu kommen kann, wenn Alltagstheorien der Patienten („Naturmedizin") auf die medizinisch-wissenschaftlichen Erklärungen der Ärzte („Schulmedizin") treffen. Für denselben Sachverhalt konkurrieren dann verschiedene Theorien und ihre Vertreter beanspruchen für sich, dass ihre Theorie zutrifft. Dann können Theorien der „wissenschaftlichen Schulmedizin" nicht nur mit philosophischen, theologischen, weltanschaulichen oder soziologischen Theorien konkurrieren, sondern auch auf Erklärungen der „alternativen Medizin", der „Chinesischen Medizin" und v. a. auf die ganz persönlichen Theorien der Sterbenskranken und ihrer Angehörigen treffen.

Werden die subjektiven Theorien der Patienten – oder auch der Angehörigen – von den Ärzten kritisch bewertet oder abgelehnt und die Patienten erkennen die medizinischen Erklärungen der Ärzte nicht an, ist die Compliance gründlich gestört. Dann lehnen die Patienten die Therapiemaßnahmen der Ärzte ganz ab, folgen ihnen nicht und wechseln den Arzt so oft, bis sie den „richtigen Arzt" gefunden haben. Das ist dann der Arzt oder Heiler, der die persönlichen Theorien der Sterbenskranken respektiert und sie dementsprechend behandelt.

6

FOKUSSIERUNGSMODELL

Keine Schulmedizin: Nachdem der Arzt der Patientin den Befund und die Diagnose mitgeteilt hat, erklärt die Patientin, sie sei von alternativen Heilmethoden überzeugt und sagt: „Ich vertraue der Schulmedizin nicht." Der Arzt kann wählen, wie er antwortet:

Ich-Fokussierung	„Dann kann ich Ihnen auch nicht helfen."
Du-Fokussierung	„Erzählen Sie von Ihren Erfahrungen mit der alternativen Medizin." „An welche Verfahren denken Sie?" „Kennen Sie die neuesten Studien zu deren Wirksamkeit?" „Sie vertrauen Ihrem Gefühl eher als der Wissenschaft."

[5] Schlingensief 2010. S. 129

Es-Fokussierung	„Die Schulmedizin verfügt über alternative Therapien."
Lebenswelt-Fokussierung	„Gehen Sie zum Heiler Ihres Vertrauens."

Auf die Antwort der Patientin gibt es wieder mindestens sieben Möglichkeiten zu antworten; so kann das Gespräch weitergeführt werden.

6.5 „Ja, aber" ist nicht nur bei Patienten beliebt

Ein Arzt sagt zu seinem Patienten: „Die neuen Befunde sind gar nicht so schlecht, aber wir müssen prophylaktisch noch eine weitere Chemotherapie machen." Der Patient darauf: *„Tja, das ‚Aber' muss natürlich wieder kommen. So eine Scheiße, immer muss dieses Aber kommen."*[6]

Partikel wie „aber" kommen häufig in unserer Alltagssprache vor und erfüllen ganz unterschiedliche Funktionen. Sowohl Ärzte als auch Patienten benutzen „aber" sehr gern. Mit „aber" können ein Satz oder ein Teilsatz verneint, Bedenken, Einspruch, Einwand, Vorbehalt, Widerspruch, Zweifel gegenüber einer Aussage ausgesprochen oder auf eine Schwierigkeit, den Haken an der Sache, hingewiesen werden.

Das kleine Wort „aber" ist ein mächtiges Wort des Widerspruchs! Mit ihm wird ein Strich durch das gemacht, was zuvor gesagt worden ist. „Sie kommen gleich dran, aber erst muss ich noch in den OP." Das zuvor Gesagte gilt dann nicht länger, es ist durch den folgenden Satz, der mit „aber" anfängt, außer Kraft gesetzt worden. Wenn jemand „Ja" sagt, bedeutet das zunächst noch nicht, dass er zustimmt. Es ist abzuwarten, ob nicht doch noch ein „aber" folgt. Mit „aber" korrigieren Patienten Ärzte und Pflegekräfte, wenn sie nicht gut zuhören, um auf sich aufmerksam zu machen.

Mit „aber" wird ein Gegensatz hergestellt: „Es war ein interessanter, aber zu langer Vortrag!" Mit dem Adverb „zwar" wird der Gegensatz verstärkt: „Er hat zwar die besten Ärzte, wird aber trotzdem nicht mehr lange leben." Mit „aber" wird pointiert eine neue Information eingeleitet: „Lieber weniger, dafür aber besser essen." Angehörige entschuldigen sich beim Patienten: „Wir wollten kommen, aber das Auto sprang nicht an."

Zur Verstärkung: „Aber hallo!" – „Aber ja" – „Aber gern" – „Aber, meine Herrschaften! – „Aber ich bitte Dich" – „Aber, aber!"

6

EIN GESPRÄCHSPROTOKOLL

Ja, aber: Das Gespräch (Verbatim) wird von einer Pflegekraft (S) mit einer 60-jährigen, alleinstehenden Patientin (P), die schon häufig im Krankenhaus gewesen ist, geführt (zum Verbatim ➤ 12.3). Sie macht einen leidenden Eindruck. Nachdem sie schon mehrere Jahre an Diabetes mellitus erkrankt ist, besteht nun der Verdacht auf ein Magenkarzinom.

S 1	„Guten Morgen, Frau P."
P 1	„(Leidend) Guten Morgen."
S 2	„Na, haben Sie gut geschlafen?"
P 2	„Ach nein, ich lag die ganze Nacht wach."

[6] Schlingensief 2010, S. 117

S 3	„Hatten Sie denn solche Schmerzen?"
P 3	„Es geht. Aber ich mache mir solche Sorgen und grüble so viel nach."
S 4	„Warum haben Sie denn nicht geklingelt und eine Schlaftablette verlangt?"
P 4	„Die hilft auch nicht."
S 5	„Aber Sie müssen Schlaf haben, um für den Tag ausgeruht zu sein."
P 5	„Ja, ja. Die vielen Untersuchungen, die strengen so an und tun oft so weh. – Und es kann mir ja doch keiner mehr helfen. (Plötzlich, unerwartet:) Ich will nicht sterben. – Sagen Sie, muss ich sterben?"
S 6	„Aber Frau P., wie kommen Sie denn darauf?! Es geht Ihnen doch ganz gut. Sie können schon wieder aufstehen und haben kaum noch Schmerzen."
P 6	„Ja, ja, aber warum muss jetzt noch mein Magen untersucht werden, wo ich einen Schlauch schlucken muss? Habe ich Magenkrebs? O, bitte, bitte, helfen Sie mir doch!"
S 7	„Frau P., beruhigen Sie sich doch. So schlimm ist es doch gar nicht. So eine Untersuchung ist doch nur, um besonders gründlich zu sein. Das sagt doch noch nicht, dass Sie Magenkrebs haben. Sehen Sie das kommt nur, weil Sie so schlecht geschlafen haben."
P 7	„Ja, aber ..."

Dieses Protokoll eines Gesprächs zeigt, wie häufig „aber" eingesetzt wird. Sowohl die Patientin als auch die Pflegekraft leiten ihren Widerspruch oder ihre Korrektur zu dem, was die andere gesagt hat, mit „aber" ein. Solche Zick-Zack-Gespräche entstehen, wenn die Partner nicht stehen lassen können, was der andere gesagt hat, oder auch gar nicht wirklich auf das Gesagte des Gegenübers eingehen wollen, um sich auf ein tatsächliches Gespräch einzulassen.

6.6 Schwierige Patienten und Angehörige

Wann spricht man von schwierigen Patienten und Angehörigen? Schwierige Patienten und Angehörige reden viel, sind sehr schweigsam, widersprechen dauernd, hören nicht zu, sind misstrauisch. Schwierige Patienten verlangen ständig Aufmerksamkeit, reißen Pflaster ab, lassen Urin ins Bett laufen, werfen den Infusionsständer um, steigen über das Bettgitter. Sie reagieren sehr gereizt, wenn auf ihre Wünsche keine Rücksicht genommen wird. Die Fliege an der Wand und der Brotkrümel im Bett stören sie. Jederzeit können wegen einer Kleinigkeit Wut und Zorn aufflammen. Der Patient wird schnell zum nörgelnden, aggressiven oder sogar boshaften Menschen und abgelehnt.

Jeder einzelne Patient möchte von den Ärzten, Pflegekräften und Besuchern wahrgenommen werden und Zuwendung erhalten. Die einen stöhnen und jammern besonders laut. Andere verbreiten, dass sie eine sehr seltene Krankheit haben. Wieder andere demonstrieren, dass es niemand sonst es so schwer hat wie sie.

Patienten wehren sich dagegen, wenn ihre Würde verletzt wird. Sie lassen sich nicht alles bieten und sagen: „So nicht!" Dünnhäutig reagieren sie, wenn sie nicht ernst genommen werden. Nicht ertragen wollen sie, wenn sie auf ein (krankes) Organ reduziert werden.

Im Alltag fällt auf, dass jemand, der für mich schwierig ist, für andere nicht schwierig, sondern angenehm und kooperativ ist. Vermutlich hat es mehr mit uns selbst zu tun, wenn wir jemanden als schwieriger ansehen, als uns lieb ist. Unsere Erwartungen, Einstellungen und Werte werden von dem anderen nicht erfüllt.

Die korrekte Frage muss also heißen: Welche Patienten und welche Angehörigen sind für wen schwierig? Wenn andere schwierig sind, fällt uns etwas im Umgang mit ihnen schwer. Ob man jemanden als schwierig empfindet oder beurteilt, kann von dem anderen und seinem Verhalten, aber auch von mir selbst und meinem Verhalten abhängen. Die Situation und die Umstände spielen selbstverständlich dabei auch eine Rolle. Verbreitet ist allerdings die Auffassung: Schwierig sind die anderen; verknüpft mit der Rechtfertigung: „An mir liegt es jedenfalls nicht!"

Worin besteht eigentlich eine Schwierigkeit? Was ist für mich schwierig? Was fällt mir schwer? Konfrontiert mich der andere mit meinem eigenen Verhalten? Mit meinen blinden Flecken? Etwas wird nicht so gesehen, wie ich das sehe. Etwas wird nicht so gemacht, wie ich das möchte. Jemand verhält sich anders als ich ertragen kann.

Wenn ich bereit wäre, dem nachzugehen, wodurch es kommt, dass jemand für mich „schwierig ist", wäre die Tür offen für weiterführende Erkenntnisse. Zum Beispiel dazu, dass ich es kaum ertragen kann, wenn jemand mir nicht gehorcht.

6

FOKUSSIERUNGSMODELL

Ärger mit Patienten: Der Patient ist für fast alle auf Station schwierig. Niemand kann ihm etwas recht machen. Er ist mit allem unzufrieden und hat immer etwas auszusetzen. So sagt er zum Arzt: „Ich hätte wirklich nicht in diese Klinik kommen sollen. Da passt ja gar nichts." Der Arzt kann wählen, wie er antwortet:

Ich-Fokussierung	„Ich kann Sie auf eigenen Wunsch entlassen."
Du-Fokussierung	„Begründen Sie Ihre Kritik." „Was würden Sie gern ändern?" „Sind Sie auch mal mit etwas zufrieden?" „Sie scheinen sehr gefrustet zu sein."
Es-Fokussierung	„Die Klinik kann man jederzeit auf eigenen Wunsch verlassen."
Lebenswelt-Fokussierung	„Nehmen Sie doch bitte Kontakt zur Klinik Ihrer Wahl auf."

Ärger mit Angehörigen: Der Sohn einer Patientin stürmt in den Stützpunkt und greift die Stationsleitung an: „Sie geben meiner Mutter nicht genug zum Essen und lassen sie einfach sterben." Die Pflegekraft kann wählen:

Ich-Fokussierung	„Wir tun alles, damit Ihre Mutter nicht stirbt."
Du-Fokussierung	„Erzählen Sie von Ihrer Not." „Wieviel soll Ihre Mutter denn essen?" „Haben Sie bemerkt, dass sie das Essen verweigert?" „Sie hoffen, dass Ihre Mutter nicht stirbt, wenn sie viel isst?"
Es-Fokussierung	„Sterbende essen nicht mehr."
Lebenswelt-Fokussierung	„Der Chefarzt kommt gleich zur Visite."

Auf die Antwort des Patienten beziehungsweise des Sohnes gibt es wieder sieben Möglichkeiten zu antworten; so kann das Gespräch weitergeführt werden.

6.7 Wenn der Patient nicht compliant ist

Die Schmerzeinstellung bei dem Patienten war recht schwierig, da er aus Angst vor einer betäubenden Wirkung von Opioiden das Retardpräparat halbierte. – Die Patientin setzte das Medikament aus Sorge vor einer Gewichtszunahme ab. – Die starken Magenschmerzen behandelte die Patientin in Eigenregie mit Pantozol und Buscopan.

Autonomie und *Compliance* kennzeichnen die Spannung zwischen Ärzten, Pflegekräften einerseits und ihren Patienten andererseits. Patienten betonen ihre Autonomie. Ärzte und Pflegekräfte erwarten Compliance.[7]

Autonomie steht für Selbstbestimmung, Unabhängigkeit, Selbstständigkeit, Entscheidungs- und Handlungsfreiheit, Willensfreiheit. Das Recht auf Selbstbestimmung ist im Grundgesetz verfügt. Wir haben das Recht, selbst über uns zu entscheiden, unser Verhalten und Handeln autonom zu bestimmen. Kranke werden im Verlauf ihrer Erkrankung immer mehr von anderen Menschen abhängig, erfahren immer stärker, dass sie unbedingt jemanden brauchen. Umso mehr achten sie auf ihre Autonomie, möchten möglichst lange selbstbestimmen, was sie betrifft. Dabei zeigt es sich jedoch sehr schnell, dass es eine reine Autonomie, die vollständige Unabhängigkeit, nicht gibt und nicht geben kann. Und weil das so ist, spricht man von relationaler Autonomie.[8]

Compliance ist eigentlich das Gegenteil von Autonomie; steht für Einhaltung, Befolgung, Zustimmung, Unterwürfigkeit und Folgsamkeit. Compliance dient dazu, dass bestimmte Vorgaben, Regeln und Bestimmungen eingehalten werden. Ärzte und auch Pflegekräfte erwarten von ihren Patienten, dass sie einhalten, was sie ihnen „verschreiben". Gute Compliance heißt für sie, dass der Patient konsequent die ärztlichen Ratschläge befolgt, letztlich gehorsam ist. Nach einem Bericht der Weltgesundheitsorganisation (WHO) haben im Durchschnitt aber nur 50 Prozent der Patienten eine gute Compliance.[9]

Wenn ärztliche Ratschläge missachtet und therapeutisch notwendige Maßnahmen nicht durchgeführt werden, wird zwischen unbeabsichtigter und beabsichtigter Non-Compliance unterschieden. Manche Patienten bestehen ausdrücklich auf ihrer eigenen Begründung ihrer Krankheit und lehnen deshalb die vom Arzt vorgeschlagene Therapie ab. Unbeabsichtigte Non-Compliance ist am häufigsten. Die Gründe dafür sind vielfältig. Der Hauptgrund besteht nach Angaben von Patienten in ihrer Vergesslichkeit. Daneben können eine unbequeme Einnahme, Nebenwirkungen, Stress oder Kosten die Ursachen für Non-Compliance sein. Weitere wichtige Gründe sind ungenügende Information oder ungenügendes Verstehen der Krankheit sowie der Möglichkeiten und der Wirkung der Medikamente. Bei vielen chronischen Krankheiten können auch fehlende Symptome dazu verleiten, die Therapie nicht konsequent zu befolgen. Risikofaktoren wie Übergewicht, Rauchen oder Bewegungsmangel anzugehen, macht vielen Menschen große Mühe.

Für nicht ausreichende Compliance wird heute in verschiedenen Studien auch eine dürftige Kommunikation des Arztes mit dem Patienten verantwortlich gemacht. Jeder zweite Arzt soll noch eine asymmetrische, paternalistische Arzt-Patient-Beziehung praktizieren und „Gehorsam" von seinem Patienten erwarten. Eine daraus resultierende,

7 Geisler 2008, S. 155–170
8 Rösler 2017
9 www.who.int/chp/knowledge/publications/adherence_report/en/

6

vornehmlich autoritäre Verordnung kommt heute jedoch bei vielen Patienten nicht mehr an. Seit etwa einer Dekade streben Ärzte verstärkt partizipative Entscheidungsfindungen an. Eine zum Patienten und zur Situation passende Gesprächsführung unterstützt die Bereitschaft der Patienten, den Vorgaben, Regeln und Bestimmungen der Ärzte und der Pflegekraft zu folgen.

FOKUSSIERUNGSMODELL

Medikamente nicht eingenommen: Der Arzt hat dem Patienten dringend nahegelegt, seine Medikamente regelmäßig einzunehmen. Als der Arzt beim nächsten Besuch den Patienten danach fragt, sagt er: „Das habe ich nach ein paar Tagen vergessen." Der Arzt kann wählen, was er sagt:

Ich-Fokussierung	„Das habe ich befürchtet."
Du-Fokussierung	„Erzählen Sie mehr von Ihrer Vergesslichkeit" „Wie wollen Sie wieder gesund werden?" „Schmecken die Tabletten schlecht?" „Das scheint Sie nicht zu beunruhigen."
Es-Fokussierung	„Die Tabletten schützen vor Nierenversagen."
Lebenswelt-Fokussierung	„Kann Ihre Frau Sie an die Tabletten erinnern."

Auf die Antwort des Patienten gibt es wieder sieben Möglichkeiten zu antworten; so kann das Gespräch weitergeführt werden.

KAPITEL

7 Schlechte Nachrichten

7.1 Schlechte Nachrichten mitteilen

Wenn es um die Mitteilung schlechter Nachrichten geht, ist damit eine doppelte Not verbunden: Die Not desjenigen, der die schlechte Nachricht mitteilen muss, und die Not desjenigen, der sie erhält. Aufklärungsgespräche belasten alle Beteiligten.

In Situationen, in denen schlechte Nachrichten übermittelt werden müssen, sind alle daran Beteiligten persönlich irgendwie angesp annt. Die einen reißen sich zusammen und überspielen ihre Empfindungen durch routinierte Sachlichkeit, andere sind völlig aufgelöst, wieder andere treten neben sich und tun so, als ginge es gar nicht um sie, sondern um einen anderen Menschen. Die emotionale Anspannung erschwert es, sachliche Informationen mitzuteilen und aufzunehmen. Insbesondere dann, wenn die Nachrichten „Todesurteilen" gleichkommen.

Die Not, eine schlechte Nachricht mitteilen zu müssen: Wer ist verantwortlich, schlechte Nachrichten zu überbringen? Es ist nicht nur der Arzt, der allein schlechte Nachrichten vermitteln muss. Aber er ist besonders oft gefordert, dem Patienten und seinen Angehörigen schlechte Nachrichten mitzuteilen. Und es bleibt nicht bei einer schlechten Nachricht. Immer wieder müssen neue Hiobsbotschaften mitgeteilt werden. Das Voranschreiten der Erkrankung erzwingt das oft.

Schlechte Nachrichten können auf verschiedene Weisen mitgeteilt werden, nicht nur sprachlich, sondern auch durch Symbole und Handlungen: Angehörige kommen ins Hospiz, um ihren Kranken zu besuchen, und sehen eine brennende Kerze vor seiner Zimmertür. Oder: Der Sterbenskranke wird aus dem Drei-Bett-Zimmer in ein Ein-Bett-Zimmer geschoben. Oder: Völlig unerwartet und gegen die bisherige Praxis wird dem Sterbenskranken erlaubt, dass er jetzt alles und so viel essen und trinken darf, wie er möchte.

Der Überbringer einer schlechten Nachricht sollte sich bewusst sein, dass er deswegen attackiert werden kann. Wut und Zorn der Betroffenen über die Nachricht können gegen ihn gerichtet werden. Das ist bekannt und wohl mit ein Grund dafür, dass zwar nicht gelogen, aber auch nicht die Wahrheit gesagt wird. Dennoch gilt: Es ist besser, von einer Wahrheit verletzt, als mit einer Lüge getröstet zu werden.

Die Not des Patienten, eine schlechte Nachricht zu erhalten: Kranke und ihre Angehörigen erhalten viele schlechte Nachrichten, ihre Befürchtung trifft zu, die Diagnose einer infausten Erkrankung, Operation, Chemotherapie, Rückfall, Therapie schlägt nicht an, neue Operation, wieder ins Krankenhaus, Metastasen, die Organe versagen … Und dabei sehnen sich alle nach guten Nachrichten. Eine schlechte Nachricht zu beschönigen oder gar in eine gute umzuformen, ändert nichts an der Tatsache, dass eine schlechte Nachricht schlecht ist.

Der Widerstand gegen schlechte Nachrichten: Jeder Kranke hat einen Rechtsanspruch darauf, dass sein behandelnder Arzt ihn über seine Diagnose und die beabsichtigte Behandlung mit allen Nebenwirkungen aufklärt. Der Kranke muss aus dem Arztgespräch seinen Krankheitszustand sowie Tragweite und Gefahren, die in seiner Behandlung liegen, erkennen können. Da der Kranke selbst – rechtlich gesehen – darüber bestimmen kann, ob und inwieweit er aufgeklärt werden möchte, liegt es also zunächst an ihm, über das Ob und den Umfang seiner Aufklärung zu entscheiden. Die gegenwärtige Rechtsprechung überlässt es jedoch auch dem konsultierten Arzt zu entscheiden, wie, in welchem Umfang und zu welchem Zeitpunkt er den Kranken aufklärt.

Eine schlechte Nachricht (durch einen Arzt) mitzuteilen, könnte etwa wie folgt ablaufen: Der Zeitpunkt, der Ort, der Rahmen des Gespräches und die Teilnahme Dritter werden gemeinsam festgelegt. Auf eine passende Sitzordnung ist zu achten. Eventuelle Störungen sind abzublocken.

- *Vor dem Gespräch:* Der Patient wartet auf das Gespräch und ist gespannt zwischen Angst und Hoffnung. Angst, dass es etwas Schlimmes sein könnte. Hoffnung, dass es nichts Schlimmer ist. Falls Angehörige dabei sind, haben sie eigene Erwartungen an das Gespräch. Der Arzt kann sich meistens kaum ausführlich vorbereiten, fällt fast in das Gespräch und steht unter Zeit- und Erwartungsdruck.
- *Die Situation definieren:* Dem Patienten mitteilen, dass es sich um ein Aufklärungsgespräch handelt, in dem es um sein Befinden, seine Situation und seine Ressourcen geht, mit der Erkrankung umzugehen. Umgang mit der Schweigepflicht klären.
- *Nach dem Befinden, Wissen und den Erwartungen des Erkrankten fragen:* Aktiv fragen, zuhören und wahrnehmen, was der Kranke sagt und nonverbal vermittelt. Einerseits möchte der Erkrankte vom Arzt über das Ergebnis der Untersuchungen informiert werden und andererseits fürchtet er sich genau davor. Die Aussagen des Kranken annehmen und nicht bewerten.
- *Überleiten zur Mitteilung:* Die Ambivalenz des Patienten aufgreifen und an die durchgeführten Untersuchungen erinnern. Den Kranken dabei einbeziehen. Bei den Erwartungen des Kranken und seinem Wissensstand ansetzen, die Untersuchungen und Befunde, die zur Diagnose geführt haben, kurz nennen.
- *Diagnose in einer für den Kranken verständlichen Weise mitteilen:* Die Diagnose in wenigen verständlichen Worten mitteilen. Dabei auf die Reaktion des Kranken (und seiner Angehörigen) und auch auf eigene Empfindungen achten und berücksichtigen. Zu viele Informationen überfordern den Kranken. Zu beachten ist: Jede Diagnose ist eine Arbeitshypothese!
- *Überprüfen: Was hat der Kranke verstanden?:* Wie reagiert der Patient? Wie die Angehörigen? Was ist beim Kranken angekommen? Was bewegt den Kranken jetzt? Kann er überhaupt noch weiter zuhören? Wenn der Kranke „bestürzt“ oder „geschockt“ ist, dann kann er nicht mehr zuhören beziehungsweise hört höchst selektiv und kann sich später nicht mehr daran erinnern, was zu ihm gesagt worden ist.
- *Das Erleben und Reagieren des Kranken während und nach der Diagnosemitteilung aufgreifen und respektieren:*
  - Dem Kranken Raum für stufenweise fortschreitenden Ausdruck der Gedanken und Gefühle geben. Das Wahrgenommene verbalisieren und es dem Kranken ermöglichen, seine Abwehr und seine Gefühle auszudrücken und mitzuteilen. Dabei die Angst-und-Hoffnung-Balance beachten (*Angst und Hoffnung ausbalancieren* ➤ 7.3). Mit weiteren Informationen zurückhalten. Nicht auf Einsicht drängen.

- Wenn Angehörige dabei sind, diese ebenfalls einbeziehen und persönlich ansprechen.
- (Hier kann das Gespräch „für heute" beendet und ein nächstes Gespräch in kurzem Zeitabstand verabredet werden. Entscheidend ist die Verfassung des Kranken. Falls das Gespräch weitergehen kann:)

- *Anerkennen konstruktiver Impulse:* Alle Reaktionen, die Schritte in Richtung einer konstruktiven Bewältigung der Lebenskrise sind, bekräftigen sowie gleichzeitig „negative" Reaktionen wie Resignation, Zorn beachten, ihnen Raum geben. Auch der Wunsch nach einer zweiten Meinung ist als konstruktiv anzusehen.
- *Entwickeln von Bewusstheit:* Wenn der Patient zuhören kann und es auch möchte: Die Art der Erkrankung und den normalen Verlauf der Erkrankung beschreiben. Prognose vor dem Hintergrund der Befürchtungen beziehungsweise Hoffnungen des Kranken ansprechen und erläutern. Prognosen sind Wahrscheinlichkeitsaussagen! Weder dramatisieren noch verharmlosen, auch nicht beschönigen, um keine falschen Erwartungen zu wecken.
- *Darstellen der zur Wahl stehenden Therapie- und Bewältigungsmöglichkeiten:* Über Therapiealternativen und mögliche Therapieziele (z. B. Heilung, Lebensverlängerung, Reduktion von Schmerzen und sonstigen Beeinträchtigungen) und auch Grenzen der Therapie informieren. Zunächst den normalen, unkomplizierten Ablauf einer Therapie einschließlich realistischem Zeitplan beschreiben; danach mögliche Nebenwirkungen, Komplikationen und Risiken besprechen. Dabei beobachten, ob der Kranke folgt und folgen kann. (Auch hier kann es vorteilhaft sein, das Gespräch „für heute" zu beenden.)
- *Klären der zur Wahl stehenden Alternativen:* Die Worte, den Gesichtsausdruck und die Gesten des Kranken aufgreifen, seine Fragen und Einwände besprechen. Der Kranke kann eine neue Sichtweise seiner Erkrankung und seiner Bewältigungsmöglichkeiten erhalten und selbst neue Bewältigungsmöglichkeiten für sich entdecken. Gemeinsam mit dem Kranken die bestmöglichen Behandlungs- und Bewältigungsalternativen erörtern. Den Kranken auf ihm unbekannte Ressourcen aufmerksam machen. Entscheidungen vorbereiten, anstreben und treffen.
- *Abschluss:* Die weitere Kooperation (Gespräche, Behandlung, Termine usw.) erörtern und festlegen. Das Gespräch wird mit einem gegenseitigen Feedback über das Gespräch (explizit oder implizit, verbal oder nonverbal) beendet.

Für gewöhnlich ist es mit einem Gespräch nicht getan. Unheilbar Kranke sind im Verlauf ihrer Erkrankung und ihres Sterbens auf begleitende „Wahrheitsgespräche" angewiesen. Ärzte und Pflegekräfte sind selbstverständlich vorrangig Gesprächspartner bei „Wahrheitsgesprächen"; aber sie sollten nicht die einzigen Ansprechpartner sein.

Schlechte Nachrichten (z. B. Befunde oder Diagnosen) sind generell in Präsensgesprächen mitzuteilen. Bei einer Übermittlung per Brief, Telefon oder Video bestimmt und begrenzt die Eigenart der Medien die Kommunikation. Die persönliche empathische Begleitung fehlt oder kommt zu kurz (*Mit Patienten telefonieren* ➤ 11.1).

FOKUSSIERUNGSMODELL

Eine Hiobsbotschaft: Nachdem der Arzt der Patientin mitgeteilt hat, dass sie ein Rezidiv hat und noch einmal operiert werden muss, schaut sie ihn resigniert an: „Na, das ist ja eine Hiobsbotschaft. Jetzt fängt wieder alles von vorne an." Der Arzt kann wählen, wie er antwortet:

7

Ich-Fokussierung	„Ich bin sicher, dass die Chirurgen dieses Mal den ganzen Tumor ausräumen können."
Du-Fokussierung	„Erzählen Sie von Ihrer Enttäuschung." „Was fängt wieder von vorne an?" „Haben Sie noch Fragen?" „Das macht Sie sehr traurig."
Es-Fokussierung	„Bei dem Tumor kommt es oft zu Rezidiven und es muss noch einmal operiert werden."
Lebenswelt-Fokussierung	„Ihr Mann wird auch sehr enttäuscht sein?"

Auf die Antwort der Patientin gibt es wieder sieben Möglichkeiten zu antworten; so kann das Gespräch weitergeführt werden.

7.2 Gefühle aufgreifen

Ein Mensch ohne Gefühle? Ist das möglich? Natürlich nicht. Emotionen, Gefühle, Stimmungen und Affekte gehören unabdingbar zu uns dazu. Ekel, Glücklichsein, Frohsein, Furcht, Angst, Panik, Trauer, Verachtung, Überraschung, Scham und Wut gelten kulturübergreifend als menschliche Basisemotionen. Dazu gehören ebenfalls Enttäuschung, Mitleid, Sympathie, Neid, Stolz, Verliebtheit, Wollust und Wohlbehagen.[1] Sie alle begleiten uns unser Leben lang und nutzen sich in ihrer Intensität kaum ab.

Gefühle sind subjektives Erleben. Mit ihnen werden Lust- und Unlust verbunden. Emotionen sind eine Zeitlang da, unterscheiden sich durch Art und Intensität und lassen sich grob in „angenehm" und „unangenehm" einteilen. Empfindungen und Gefühle können schnell wechseln und in ihr Gegenteil umschlagen. Wir teilen sie sowohl mit Worten als auch durch Mimik, Gesten und Berührungen mit. Manchmal schwingen sie nur zwischen den Zeilen.

Erfährt jemand, dass sein Tod nahe ist, dann wird bei ihm eine wahre Flut an Gefühlen ausgelöst. Es entsteht ein Wirrwarr an Gefühlen: Ich fühle mich getroffen – fühle mich unsicher und hilflos – spüre Ärger in mir aufsteigen – verzweifele – werde wütend und zornig – resigniere – fühle mich niedergeschlagen – empfinde Ohnmacht – gehe vor Angst fast zugrunde – bin traurig – schäme mich – seufze und stöhne – empfinde Ungerechtigkeit – empöre mich – hoffe aufs Neue.

Unser körperliches und psychisches Befinden beschreiben wir mit Gefühlen: „Ich fühle mich gesund." oder „Ich fühle mich krank." Bei körperlicher und psychischer Belastung zeigen Gefühle Ermüdung, Überlastungen und Stresszustände an. Gefühle können Handlungen auslösen und auch vor Handlungen warnen. Persönliche Neigungen werden fast ausschließlich durch Gefühle bestimmt. Wir können uns anstrengen, unsere Gefühle zu kontrollieren, sie zu unterdrücken und zu verbergen, aber ganz ausschalten können wir sie nicht. Irgendwie zeigen sie sich doch. Zeitweise kann es gelingen, ein „Pokerface" aufzusetzen und die eigenen Gefühle zurückzudrängen; aber: *„Wenn du die Gefühle verdrängst – wenn du es dir nicht gestattest, sie wirklich zu fühlen –, dann kannst du nie an den Punkt kommen, dich von ihnen zu distanzieren, denn du bist zu sehr damit*

[1] Zimbardo/Gerrig 2004, S. 547–561

7

beschäftigt, dich zu fürchten. Du fürchtest dich vor dem Schmerz, du fürchtest dich vor dem Kummer. Du fürchtest dich vor der Verletzlichkeit, die es mit sich bringt, jemanden zu lieben. Indem du dich in diese Gefühle hineinbegibst, indem du dir gestattest, wirklich in sie einzutauchen, ganz tief, und sie über deinen Kopf hinwegspülen zu lassen, spürst du sie voll und ganz."[2]

Nicht selten kommt es zu einem Aufstand der Gefühle. Sie lassen sich nämlich nicht allzu lange einbetonieren oder einfrieren. Die unterdrückte Wut explodiert. Der heftige Gefühlsausbruch des vermeintlich angepassten Sterbenskranken überrascht alle. Die zurückgehaltene Trauer zerstört das scheinbar fröhliche Dauerlächeln der Ehefrau des Sterbenskranken. Die verneinte Angst rächt sich an dem coolen Arzt mit nächtlichen Panikattacken.

Stimmungen werden als zeitlich ausgedehnt erlebt und unterscheiden sich darin von Gefühlen und Emotionen: „Ich bin gut gelaunt." oder „Ich bin traurig." Gefühle und Stimmungen vermögen unsere Wahrnehmung „einzufärben". Dann sehen wir die Welt durch eine Gefühlsbrille: Alles ist rosarot oder schwarz. Entscheidend für unsere Stimmung ist, ob wir etwas als angenehm oder störend erleben. Schlechte Stimmung erwächst aus unerwünschten oder unterdrückten Gefühlen.

Wie mit Gefühlen umgehen? Emotionen werden bewertet und in positive (wie Freude und Mitleid) und negative (wie Wut und Zorn) eingeteilt. Allgemein verbreitet ist: „Negative Gefühle" sind verboten, dürfen nicht gezeigt werden. Jemand, der vor Zorn bebt und wütet, gilt als unbeherrscht. Sein Verhalten wird abgelehnt. Nun sind diese Gefühle aber da und lassen sich nicht einfach verbieten.

Von dem jeweiligen Gesprächspartner hängt es ab, welche Gefühle sein dürfen. Patienten erkennen das und richten sich dann auch danach. Wenn intensive Gefühle jemanden ängstigen, dann passt er auf, dass sie in seiner Gegenwart nicht aufkommen. Jemand, der eigene Gefühlsausbrüche kennt und sich nicht davor fürchtet, wird Menschen in extremen Gefühlsausbrüchen begleiten können.

Sterbenskranke und ihre Angehörigen sind oft zornig und wütend auf ihr Schicksal. Deshalb sollten Begleiter von Sterbenskranken sogenannte negative Gefühle wie Zorn und Wut respektieren und in der Regel nicht davon ausgehen, dass sie als Person gemeint sind. Das kann natürlich auch sein. Gefühle kann man niemandem nehmen, man kann sie anerkennen, begleiten und ihnen Raum geben. Das heißt aber auch: Es gibt Grenzen. Patienten und Angehörige haben kein Recht, ihre Wut exzessiv auszuleben. Rigoroses Wüten kann zwar in eine heilsame Katharsis übergehen, darf aber keinesfalls dazu führen, dass andere Menschen verletzt oder geschädigt werden.

Wer die eigenen Emotionen kennt und gelernt hat, mit ihnen konstruktiv umzugehen, kann Patienten sowohl fachliches Können als auch menschliche Wärme vermitteln, gerade dann, wenn sie laut wüten oder still weinen.

Exkurs: Die Reflexion von Gefühlen und nichtdirektive Gesprächstechniken sind hauptsächliche Identifikationsmerkmale der klientenzentrierten Psychotherapie von Carl Rogers. Sie sind aber nicht die Hauptmerkmale der personenzentrierten Therapie, wie Rogers seine Therapie später nannte. Hauptmerkmale sind die Haltungen des Therapeuten den Klienten gegenüber sowie seine Persönlichkeitstheorie. Drei Haltungen sind für den Therapieerfolg am wichtigsten[3]:

[2] Albom 2002, S. 121
[3] Rogers 1983, 1986

- Echtheit oder Kongruenz des Therapeuten
- Uneingeschränktes Akzeptieren oder nicht an Bedingungen gebundene positive Wertschätzung des Klienten durch den Therapeuten
- Ein sensitives genau einfühlendes Verstehen der Gefühle und ihrer persönlichen Bedeutung für den Klienten durch den Therapeuten.

FOKUSSIERUNGSMODELL

Zorn: Die Tochter des gerade Verstorbenen greift den Arzt an: „Sie sind schuld, dass mein Vater so elendig sterben musste." Der Arzt kann wählen, wie er reagiert.

Ich-Fokussierung	„Ich habe für ihn getan, was ich tun konnte."
Du-Fokussierung	„Beschimpfen Sie mich nur weiter." „Was bringt Sie ausgerechnet gegen mich so auf?" „Möchten Sie etwas zur Beruhigung?" „Sie sind sehr zornig über den Tod Ihres Vaters."
Es-Fokussierung	„Ärzte werden für die Heilung, aber auch für das Sterben verantwortlich gemacht. "
Lebenswelt-Fokussierung	„Der Besuch Ihrer Kinder wird Ihnen sicher gut tun."

Auf die Antwort des Patienten gibt es wieder sieben Möglichkeiten zu antworten; so kann das Gespräch weitergeführt werden.

7.3 Angst und Hoffnung ausbalancieren

Alle Menschen haben Angst zu erkranken und Hoffnung gesund zu bleiben. Angst und Hoffnung sind die Gegenspieler in unserer Welt der Gefühle. Sie gehören jedoch zusammen, bilden gemeinsam ein Spannungsfeld und sind stets als Paar präsent. Sie sind ein Paar wie Arzt und Patient, die beides – Angst und Hoffnung – als Personen repräsentieren. Beide Empfindungen sind gleichzeitig da, der Optimismus und der Pessimismus, die Zuversicht und die Furcht. Sie begleiten uns das ganze Leben und verschwinden erst mit der Erschöpfung am Lebensende.

- *Angst* vor Schmerzen und Leiden, vor der Zukunft und den Aussichten, die wenig Mut machen, bedrängen die Kranken. Angst, Furcht, Pessimismus und Verzweiflung gehören zum Alltag schwerkranker Menschen. Sie lassen sich nicht einfach abschütteln. Sterbenskranke bangen um ihr Leben. Vor allem nachts werden sie von panischen Ängsten überfallen.
- *Hoffnung* auf Besserung und Heilung gehören ebenfalls zum Leben von kranken Menschen. Lebensbejahung, Zuversicht, Optimismus und Mut geben ihnen die Kraft durchzuhalten. Kranke hoffen weiterzuleben und dass es nicht bei der Erkrankung bleibt, sondern dass sie wieder gesund werden. Täglich nehmen sie einen neuen Anlauf zu hoffen. Überhaupt keine Hoffnung mehr zu haben bedeutet das Ende.
  Die *dichte Verbindung von Angst und Hoffnung* wird oft verkannt. Dann werden beide voneinander getrennt behandelt. Wenn ein Patient seine Angst äußert, muss er oft als gut gemeinte Antwort hören: „Sie brauchen keine Angst zu haben." Für Außenstehende mag die Angst eines Patienten unbegründet sein: Nur, sie ist da. Und in der Regel

besteht der Patient auf seine Angst: „Ich habe aber Angst." Das Gespräch eskaliert, wenn weiter darauf bestanden wird: „Sie brauchen keine Angst zu haben." Der Patient wird darauf bestehen, dass er Angst hat, oder verstummen. Und das ist ihm zuzugestehen.

Und für Außenstehende mag die Hoffnung eines Patienten unbegründet sein: Nur, auch sie ist da. Man mag sich wundern, auf was Patienten und auch ihre Angehörigen ihre Hoffnung setzen. Was bleibt schon übrig, wenn das Leben so sehr gefährdet ist, dass nur noch ein Wunder helfen kann? Wer klammert sich dann nicht an alles, was irgendwie retten könnte, und hofft auf dessen Wirkung: unkonventionelle Medizin, esoterische Handauflegungen, indianische Heilkräuter, Aberglauben? Für die einen ist dies Unsinn; andere sehen darin ihre letzte Chance. Wenn versucht wird, ihnen diese Hoffnung auszureden, passiert dasselbe wie bei der Angst: „Ich hoffe aber, dass die Kräuter mich retten." Auch wenn die Hoffnung des Patienten für Außenstehende auf Sand gebaut sein kann, für ihn existiert sie subjektiv und er möchte sie sich nicht nehmen lassen. Und auch das ist ihm zuzugestehen.

Bei gesunden Menschen befinden sich Angst und Hoffnung normalerweise im Gleichgewicht. Mal ist die Angst etwas stärker als die Hoffnung. Und mal ist es umgekehrt; dann ist die Hoffnung stärker als die Angst. Sie pendeln sich aber immer wieder schnell sich selbst regulierend ins Gleichgewicht ein. Wenn wir krank werden, kommen Angst und Hoffnung leicht aus dem Gleichgewicht. Bei sterbenskranken Menschen ist das Gleichgewicht höchst labil. Das andauernde Auf und Ab von Angst und Hoffnung zerreißt sie. Die Stimmung kann plötzlich von der Hoffnung zur Verzweiflung und von der Verzweiflung zur Hoffnung wechseln. Eine Patientin: *„Von tiefster Verlassenheit und Apathie fall ich fast ohne Übergang in euphorische Zustände."*[4]

Das *Auf und Ab funktioniert wie beim Ausbalancieren einer einfachen Balkenwaage.*[5] Die Waage befindet sich im Gleichgewicht, wenn in beiden Waagschalen gleich schwere Gewichte liegen: Angst und Hoffnung sind in der Balance. Das Gleichgewicht geht verloren, wenn das Gewicht in einer Schale mehr wiegt ist als das in der anderen Schale. Die Angst ist in der einen Schale dann z. B. größer als die Hoffnung in der anderen Schale; oder die Hoffnung wiegt schwerer als die Angst. Um die Balance wiederherzustellen, muss entweder Gewicht aus der einen Schale genommen oder zusätzlich Gewicht in die andere Schale gelegt werden. Ist die Angst sehr groß, wird der Patient zum Ausgleich die Hoffnung verstärken. *„Aber wenn die zweite Chemo und die Strahlentherapie versagen, dann steige ich auf jede noch so verrückte Diät ein und konsultiere jeden rauschebärtigen Heiler der Branche."*[6] Wenn einem Patienten nur von Hoffnung, Optimismus, positivem Denken und guten Aussichten erzählt wird, dann wird er vermutlich antworten: „Ja, aber ..." und seine Angst herausstellen. Wenn ihm nur mit Angst, Pessimismus, negativem Denken und schlechten Aussichten begegnet wird, dann wird er geradezu gezwungen, von seiner Hoffnung zu erzählen: „Ja, aber mir geht es schon wieder besser."

Leicht kann sich das Gespräch hochschaukeln und zum Streit führen, wenn eine Partei immer nur dieselbe „Waagschale" bedient: „Sie müssen endlich begreifen, dass Ihr Leben zu Ende geht." – „Da ist wirklich nichts mehr zu machen." Und die andere Partei bedient ebenfalls immer nur dieselbe Waagschale, und zwar die andere: „Mein Onkel hat

---

4 Wander 2009, S. 252

5 Piper 1999, S. 48f.

6 Picardie 2007, S. 18f.

die Krankheit auch überlebt." – „Forscher haben in den USA gerade eine neue Therapie entwickelt."

Das Gespräch verläuft dann nicht nur im Stil eines lockeren „Ping-Pong", sondern schaukelt sich auf. Jeder Gesprächspartner ärgert sich über die Sturheit des anderen. Schnell kann heftiger und lautstarker Streit entstehen, verbunden mit persönlichen Verletzungen.

Wie kann man solche *Eskalationen vermeiden?* Am Beispiel: Wenn der Arzt dem Kranken eine schlechte Nachricht („Ihre Prognose ist schlecht.") mitteilt, wird beim Kranken die Angst verstärkt. Die Waagschale mit der Angst („Mein Leben ist bedroht.") sinkt und die Waagschale mit der Hoffnung geht hoch. Um wieder ins psychische Gleichgewicht zu kommen, legt der Kranke mehr Gewicht („Auch ein Arzt kann sich irren.") in die Waagschale mit der Hoffnung, um so das Gewicht der Angst auszugleichen. Wenn der Arzt mehr Gewicht in die Hoffnungswaagschale („Morgen können Sie wieder zur Arbeit gehen.") legt, schnellt die Waagschale mit der Angst nach oben. Damit das Gleichgewicht wiederhergestellt wird, muss der Patient wieder Gewicht in die Angstwaagschale legen („Ich fühle mich noch sehr erschöpft.") und stellt so das Gleichgewicht wieder her.

Schlüsselwörter *für die Balance* sind „aber" „und" sowie „vielleicht". Mit „aber" widerspreche ich und weise auf das Gegenteil hin; mit „und" verbinde ich und weise auf den Zusammenhang hin. Man kann Angst und Hoffnung zusammen ansprechen und z. B. sagen: „Die schlechte Nachricht ängstigt Sie und Sie hoffen, dass es doch nicht so schlimm ist." Das Adverb „vielleicht" lässt offen, ob etwas gewesen oder nicht gewesen ist, ob etwas geschehen wird oder nicht geschehen wird, dass etwas sein kann oder auch nicht sein kann. Hoffnung wird geäußert und zugleich in Frage gestellt: „Vielleicht werde ich wieder gesund – vielleicht aber auch nicht." Nirgendwo kann die Kraft des „vielleicht" erschütternder erfahren werden als in der Begegnung mit Sterbenskranken. „Vielleicht ist es wirklich nichts Gefährliches."[7]

ZWEI „ABER"-BEISPIELE

Aufschaukeln: Der Vater ist mit seinem 16-jährigen Sohn beim Arzt. Der Arzt hat den Sohn untersucht und teilt ihnen mit, dass der Sohn einen bösartigen Tumor mit einer geringen Lebenserwartung hat.

Darauf der Vater	„Das kann nicht sein."
Der Arzt	„Leider ist es so."
Der Vater	„Sie haben sich geirrt."
Der Arzt	„Sicher nicht. Ich habe extra noch meinen Kollegen einbezogen."
Der Vater	„Auch der kann sich irren."
Der Arzt verärgert	„Sie sollten mehr Vertrauen zu uns Ärzten haben."
Der Vater verärgert	„Komm, wir gehen jetzt."

Alternativ: Ausbalancieren

Darauf der Vater	„Das kann nicht sein."
Der Arzt	„Sie können das nicht glauben."
Der Vater	„Sie haben sich geirrt."

[7] Tolstoi 1992, S. 263

Der Arzt	„Sie hoffen, dass Ihr Sohn nicht so krank ist."
Der Vater	„Ja. Sie können sich doch auch geirrt haben."
Der Arzt	„Das kann sein. Ich empfehle Ihnen eine zweite Meinung einzuholen."
Der Vater	„Was muss ich da machen?"

7.4 Warum? – Nicht jede Frage ist eine Frage

Sterbenskranke möchten begreifen und erfassen, was eigentlich nicht begreifbar und erfassbar ist. Trotzdem suchen sie Erklärungen und Begründungen für ihr Schicksal. Iwan Iljitsch fragt und antwortet in der Erzählung „Der Tod des Iwan Iljitsch" von Leo Tolstoi: *„Warum muss ich diese Qualen erdulden? Darauf gab die Stimme stets zur Antwort: Es ist nun einmal so. Über diese Frage hinaus gab es nichts mehr, was Iwan Iljitsch noch interessierte."*[8]

Intensiv hatte ich (EE) die Lehren über Sterben und Tod von Platon, Sokrates und die Hypothesen führender Theologen dazu studiert und fühlte mich auf dem Gebiet ziemlich sicher. Doch dann passierte Folgendes: Schon öfter hatte ich eine ältere sterbenskranke Frau besucht. Wir konnten ganz gut miteinander reden. Eines Tages brach es plötzlich aus ihr heraus: „Warum? Warum muss ich so leiden?" Ich fühlte mich durch die vermeintliche Frage an der Zunge gezogen. Also fing ich an: „Besonders bei Leid, das uns heimtückisch überfällt, suchen wir nach einer Begründung. Ihre Frage hat die Philosophen und Theologen aller Kulturen beschäftigt. In der Stoa …" Wütend unterbrach mich die Frau: „Mein Sohn kommt heute Nachmittag. Der hat auch studiert. Mit dem können Sie darüber diskutieren."

Ihr Ausbruch war für mich wie eine schallende Ohrfeige. Eine Belehrung, die ich nicht vergessen kann. Nichts, aber auch nichts hatte ich verstanden. Ich hatte das Gespräch mit einer Sterbenskranken zu einem Vortrag über ein Thema missbraucht. Ich musste lernen: Warum-Fragen von Patienten, insbesondere von sterbenskranken Patienten, sind zumeist keine echten Fragen. Statt eines Fragezeichens stehen mehrere Ausrufezeichen am Ende. Die Frage ist in Wirklichkeit ein Ausruf! Auch Fragen von Angehörigen wie z. B. „Wie soll es ohne ihn weiter gehen?!" sind Frage und Protest zugleich; auch hier stehen Frage- und Ausrufezeichen nebeneinander.

Selbstverständlich kann es sein, dass ein Patient auch über philosophische und theologische Fragen und Antworten zum Sinn des Lebens und Leidens sprechen möchte und sich dafür einen Gesprächspartner wünscht. Doch Vorsicht ist geboten: Gut 100 Jahre nach Tolstoi schreibt der sterbenskranke Publizist Jürgen Leinemann in seinem autobiografischen Buch „Das Leben ist der Ernstfall" dazu: *„An Fragen fehlte es mir ja nicht. Nur mit der ewigen Warum-gerade-ich-Frage wollte ich mich nicht mehr herumschlagen. Dass die zu nichts führte, außer zu selbstquälerischen Schuldvorwürfen, hatte ich schon bei früheren Gelegenheiten erfahren."*[9]

Wenn ein lebensbedrohlich Erkrankter sagt: „Warum wird mein Leben kaputt gemacht? Warum?", dann will er höchstwahrscheinlich keine philosophischen oder theologischen

[8] Tolstoi 1992, S. 298

[9] Leinemann 2009, S. 40

7

Theorien hören, sondern in seinem Leiden begleitet werden, beim Klagen und Protestieren gegen sein Leiden und dagegen, dass er bald sterben muss. Das „Warum?!“ begleitet alle Sterbenskranken (und ihre engen Angehörigen.) Mitunter kommen sie von dem Wort gar nicht los. Sie liegen im Bett und murmeln endlos vor sich hin: „Warum?! – Warum?! – Warum?! – Warum?!“ Die meisten Sterbenskranken erläutern ihr „Warum“ mit Sätzen wie: Was habe ich bloß getan, dass ich so leiden muss?! Warum wird der Mensch geboren?! Arbeiten, Familie gründen, Krieg, Krankheit, Leiden, Sterben. Das hat doch keinen Sinn. Warum lässt Gott das zu?! Ich war doch immer fleißig und anständig. Das „Warum“ kann auch Überdruss am Leben und Leiden ausdrücken.

FOKUSSIERUNGSMODELL

Warum: Ein 50-jähriger Patient mit einem Glioblastom liegt gekrümmt in seinem Bett und wiederholt ständig: „Warum muss ich so leiden?! Warum? Warum?" Der Arzt kann wählen, wie er antwortet:

Ich-Fokussierung	„Ich finde auch keine Antwort."
Du-Fokussierung	„Klagen Sie. Sie haben ein Recht dazu." „Was für eine Antwort erwarten Sie von mir?" „Kennen Sie das Buch Ijob?" „Sie sind sehr verzweifelt?"
Es-Fokussierung	„Der Krebs zerstört alles."
Lebenswelt-Fokussierung	„Unser Klinikpfarrer weiß vielleicht eine Antwort."

Auf die Antwort des Patienten gibt es wieder sieben Möglichkeiten zu antworten; so kann das Gespräch weitergeführt werden.

7.5 Die zweite Meinung: Ausdruck von Hoffnung

Zwei Parteien sind bei der Mitteilung einer Diagnose beteiligt: Der Arzt und der Patient. Beide haben ihre je eigene Auffassung zur Diagnose und Therapie. Der Arzt wird im Regelfall annehmen, dass seine Untersuchung fachgerecht erfolgt ist, die Laborwerte korrekt sind und er die Diagnose nach bestem Wissen gefunden hat und der Therapieplan den Leitlinien der Profession entspricht. Er ist sich seiner Sache sicher. In der Alltagsroutine kann leicht vergessen werden, dass es sich bei Diagnose und Therapie grundsätzlich um eine im Normalfall gut begründete Arbeitshypothese handelt.

Den Patienten trifft die Diagnose einer lebensbedrohlichen Erkrankung im Mark. Er möchte nicht wahrhaben, dass sie auf ihn zutreffen könnte. Das heißt, er hofft, dass sie nicht stimmt und der Arzt sich geirrt hat und dass es doch noch Therapieoptionen für ihn gibt, die der behandelnde Arzt nicht kennt.

Die Fragen, ob die Diagnose stimmt und die vorgeschlagene Behandlung richtig ist, sind so einfach nicht zu beantworten. Es handelt sich ja um Wahrscheinlichkeitsaussagen. Häufig kommen mehrere Möglichkeiten infrage, und sie sind so vielfältig, dass ein Arzt allein selten den Überblick haben kann. Optionen für den Patienten sind: Er vertraut seinem Arzt und lässt sich von ihm behandeln. Er wechselt den Arzt und vertraut dem anderen Arzt oder einem Ärzteteam. Er wendet sich an einen anderen Arzt oder ein anderes

Ärzteteam und holt sich eine zweite Meinung für seine Beschwerden ein. Je nachdem geht er mit der Zweiten Meinung zu seinem behandelnden Arzt zurück oder wechselt den Arzt.

Wenn der behandelnde Arzt das Einholen einer Zweitmeinung als Misstrauensbekundung ansieht, hat er recht. Es ist ein Ausdruck von Zweifel. Wissenschaftstheoretisch gesehen ist das nach dem Falsifikationsprinzip ein normales Vorgehen: Die Erkenntnis/Diagnose soll falsifiziert werden. Es geht aus Sicht des Patienten nicht primär darum, sich die vorhandenen Informationen und Behandlungsvorschläge bestätigen zu lassen, sondern um Zweifel zu klären und vielleicht auch um neue Impulse zu erhalten.

So lange die Diagnose nicht falsifiziert ist, bleib sie als Behandlungshypothese bestehen. Die Frage, wie der Arzt mit der zweiten Meinung umgeht, ist eine Frage seiner Persönlichkeit. Es kann sein, dass er beleidigt reagiert oder mit dem Patienten hofft, dass er sich bei der Diagnose geirrt haben könnte.

Ein europaweit anerkannter Internist hatte sich regelmäßig geärgert, wenn Patienten ihm nach seiner Diagnosestellung mitteilten, dass sie noch eine zweite Meinung einholen wollten und sie eingeholt haben. Als er selbst an einem malignen Tumor erkrankt war, hat er europaweit über 20 zweite Meinungen eingeholt.

Gerade bei komplizierten Krankheitsbildern ist es wichtig, dass Patienten mit dem Wunsch nach einer zweiten ärztlichen Meinung ein qualitativ hochwertiges Angebot gemacht werden kann. Zunehmend gestehen Ärzte bei der Diagnose einer lebensbedrohlichen Erkrankung den Patienten zu, eine zweite Meinung einzuholen. Sie helfen auch, kompetente Ansprechpartner zu finden. Mit ihrer Zweitmeinungsempfehlung können Patienten ihren aktuell behandelnden Arzt wieder aufsuchen, um das weitere Vorgehen mit ihm zu besprechen.

Da heute besonders in der Krebstherapie eine schier unüberblickbare Vielfalt an Therapiemöglichkeiten besteht, die einem rasanten Wechsel unterworfen ist, ist das Einholen einer Zweitmeinung für viele Ärzte eine gute Möglichkeit, das Vertrauen ihres Patienten zu stärken. Sie zeigen damit, dass sie die Entscheidung ihres Patienten akzeptieren, sich weitere Unterstützung und Expertise zu holen. So respektieren sie seine Autonomie.

FOKUSSIERUNGSMODELL

Zweite Meinung: Die Gynäkologin hat der Patientin mitgeteilt, dass sie ein fortgeschrittenes Mammakarzinom hat. Danach sagt die Patientin zu ihr: „Das glaube ich Ihnen nicht. Ich werde mir eine zweite Meinung einholen." Die Ärztin kann wählen, wie sie antwortet:

Ich-Fokussierung	„Ich habe Sie sehr sorgfältig untersucht und viel Erfahrung."
Du-Fokussierung	„Erzählen Sie von Ihren Zweifeln" „Was erhoffen Sie sich von der Zweitmeinung?" „Kennen Sie das Tumorzentrum an der Uniklinik?" „Sie befürchten das Schlimmste?"
Es-Fokussierung	„Diagnosen sind immer nur Arbeitshypothesen."
Lebenswelt-Fokussierung	„Jetzt sprechen Sie erst einmal mit Ihrem Mann."

Auf die Antwort des Patienten gibt es wieder sieben Möglichkeiten zu antworten; so kann das Gespräch weitergeführt werden.

7.6 Verlieren und Trauern

Übersehen wird leicht: Kranke, insbesondere Sterbenskranke sind immer auch Trauernde. Sie verlieren ihr Leben. Das geschieht selten in einem einmaligen Akt, normalerweise in einem längeren Prozess. Der Verlust des Lebens vollzieht sich in vielen kleinen Verlusten. Ihr Leben ist eine Kette von Verlusten und angefüllt mit Trauer. Je größer der Verlust, desto intensiver die Trauer.[10]

Fast täglich verlieren Kranke etwas von ihrer Normalität. Sie erhalten nicht nur eine schlechte Nachricht, sondern viele schlechte Nachrichten. Sie verlieren die Kontrolle über ihr Leben. Die Einschränkungen werden umfassender und treffen immer stärker ihre Autonomie: Das eigene Heim muss aufgegeben werden. Lebenswichtige Tiere dürfen nicht mit in die Klinik genommen werden. Die blühenden Pflanzen müssen zurückgelassen werden. Hobbys können nicht mehr wahrgenommen werden. Für das Musikinstrument gibt es keinen Platz. Die Wohnungseinrichtung muss zurückbleiben. Organe oder Körperteile werden weggeschnitten. Die Fähigkeit, sich zu bewegen, geht verloren. Die Beine erlahmen. Es ist nicht mehr möglich, sich selbst zu waschen und zu pflegen. Harn- beziehungsweise Stuhlinkontinenz beschämen. Das Gedächtnis lässt stark nach. Immer wieder kommen Rückschläge aller Art. Visionen entschwinden in die Ferne. Perspektiven der Heilung gehen endgültig verloren. Der Abschied von Kindern muss vorbereitet werden. Für Gläubige ist Gott stumm, nicht erreichbar.

Mit jedem neuen Verlust ist wieder Trauer verbunden. Und bevor ein Verlust ausreichend betrauert werden kann, ist der nächste Verlust schon da. Trauer ist ein ständiger Begleiter kranker Menschen. Und sie können diesen Begleiter kaum verbergen.

Nicht zu vergessen ist: Ärzte und Pflegekräfte haben selbst oft auch Grund zu trauern. Sie erleben bei ihrer Arbeit hautnah schwere Schicksale mit und werden von dem Leid ergriffen. Dann trauern sie mit und brauchen Raum für ihre Trauer. Bekommen sie ihn? Nehmen sie sich ihn?

Trauernde empfinden Schmerzen. Es schmerzt sie, dass ihnen Wichtiges aus ihrem Leben genommen worden ist und jetzt fehlt. Trauernde weinen, zürnen, hadern, verbittern, verstummen, resignieren, protestieren und klagen an.[11] Manche weinen still in sich hinein und auch nur dann, wenn sie allein sind. Sonst reißen sie sich zusammen und lassen sich nicht gehen. Ihre Tränen fließen geräuschlos nach innen oder überschwemmen nachts unter Schluchzen das Kopfkissen. Nach außen geben sie sich jedoch tapfer und souverän. Andere schreien ihre Trauer aber auch hemmungslos hinaus und trommeln mit ihren Fäusten wütend auf ihr Bett (*Kranke haben ein Recht zu klagen* ➤ 2.3).

Gewöhnlich gestehen Angehörige, Ärzte und Pflegekräfte trauernden Patienten bestenfalls Tränen zu und erwarten von ihnen, dass sie ihre Verluste geduldig ertragen. Die laute Wut, das Schreien und Klagen der Patienten überfordern schnell Angehörige, Ärzte und Pflegekräfte.

Trauernde Patienten sind dankbar, wenn sie einfach nur traurig sein und ihre Trauer ausdrücken dürfen, ganz gleich in welcher Form. Und dabei begleitet werden: Hand halten, umarmen, Taschentuch anreichen, Tränen abwischen, zum Schnäuzen auffordern u. a.

---

[10] Spiegel 1973
[11] Scheuring 2015

Die Trauer kann sich hinter Masken verbergen. Die Frage ist, ob Trauernde auf ihre Trauer angesprochen werden möchten. Das lässt sich schnell überprüfen, indem man Trauernde z. B. so anspricht: „Ich sehe, dass Sie sehr traurig sind." Wenn der Angesprochene zustimmt, kann man ihn fragen, was ihn so traurig macht, und ihn ermutigen, von seiner Trauer und von seinem Verlust zu erzählen. Verheerend können gut gemeinte Ermutigungen wirken, die den Verlust und seine Bedeutung für den Trauernden nicht respektieren. Wütend reagierte ein Vater, der sich nach dem Tod seines neugeborenen Sohnes anhören musste: „Du hast Dir doch keinen Sohn, sondern eine Tochter gewünscht. Da musst Du doch nicht so traurig sein."

Beim Trauern muss keiner der Stärkere sein. Trauernde brauchen Menschen, die ihnen treu bleiben. Sie brauchen Menschen, die sie unterstützend begleiten und sich nicht genötigt sehen, sie mit Druck und Tricks aus der Trauer zu reißen. Im Gegenteil: Trauernde sollten vor übereilten Handlungen geschützt und zum Leben ohne das Verlorene oder den Verlorenen ermutigt werden.

FOKUSSIERUNGSMODELL

Heulen: Als die Pflegekraft sich zur Patientin ans Bett setzt, weint die Patientin und sagt: „Ich komme aus dem Heulen nicht mehr raus." Die Pflegekraft kann wählen, was sie sagt.

Ich-Fokussierung	„Ich könnte mit Ihnen weinen."
Du-Fokussierung	„Erzählen Sie von Ihrer Trauer." „Was macht es Ihnen heute so schwer?" „Haben Sie Ihre Antidepressiva genommen?" „Sie sind sehr verzweifelt."
Es-Fokussierung	„Trauern gehört leider zum Kranksein dazu."
Lebenswelt-Fokussierung	„Der Besuch Ihrer Kinder wird Ihnen gut tun."

Auf die Antwort der Patientin gibt es wieder sieben Möglichkeiten zu antworten; so kann das Gespräch weitergeführt werden.

7.7 Trösten heißt treu sein

Kranke, Trauernde und Leidende suchen Trost. Und die Bereitschaft, sie zu trösten, ist generell groß. So einfach scheint es aber nicht zu sein, Trost zu spenden. Was kann trösten? Wer kann trösten? Was ist tröstlich?

Vor 3.000 Jahren klagte Ijob seinen Freunden sein schweres Leid (Verlust der Herden, bösartige Geschwüre, Tod der Söhne und Töchter) und verfluchte den Tag seiner Geburt. Seine Freunde bemühten sich, ihn durch weise Reden und Ratschläge zu trösten. Sie erklärten ihm seine Situation und begründeten ihm sein Leid. Ijob reagierte darauf sehr heftig: *„Wie nun mögt ihr so dunstig mich trösten! Von euren Antworten überbleibt nur die Treulosigkeit."* (Ijob 21,34) Als seine Freunde mit ihren Erklärungen und Deutungen nicht aufhörten, fuhr er sie grob an: *„Genug dergleichen habe ich gehört. Elende Tröster seid ihr allesamt. – Wie lange wollt ihr mich noch peinigen, mit Worten mich zermalmen? – Nun hört doch aufmerksam auf meine Worte! Darin bestehe euer Trösten!"* (Ijob 16,2; 19,2)

„Tröstende Worte" können auch heute bei Leidenden leicht das Gegenteil von dem bewirken, was „Tröster" wohlmeinend anstreben. Kranke ertragen Aufmunterungen nicht, weil sie Druck erzeugen. Weise Begründungen verschärfen das Leid, weil sich der „Tröster" auf diese Weise vom Leidenden distanziert. Leere Sprüche, die der Situation des Kranken nicht gerecht werden, sind ein schlechter Trost und werden vom Patienten zurückgewiesen: *„‚Das Leben geht weiter', ‚Lass Dich nicht unterkriegen' – solche besinnungslosen Sprüche hört man doch an jeder Ecke. Deshalb ist das für mich im Augenblick auch ein bisschen schwierig mit manchen Leuten: Sie sind entweder total betroffen, kriegen kein Wort raus, und ich merke, sie denken, um Gottes Willen, der hat ja nur noch ein paar Tage. Oder sie wollen mir Mut machen durch irgendwelche Durchhalteparolen, die ich im Moment gar nicht so richtig vertragen kann. Die Leute haben doch alle ihre Einschnitte, ihre Wunden. Warum zeigen wir sie uns nicht gegenseitig?"*[12]

Verständnis und Ermutigung werden als Trost erwartet. Das, was als Trost angesehen werden könnte, kann sehr weh tun: *„In Wahrheit – und Ruth wusste das – lebt sie in ihren Kindern weiter. Das ist ihr ein bittersüßer Trost, denn sie waren es, von denen sie sich am schwersten trennen konnte."*[13] Trost im wörtlichen Sinn ist bisweilen überhaupt nicht möglich, weil die Umstände nichts Tröstliches zulassen.

Angesichts der unterschiedlichen Auffassungen von „trösten" und „Trost" stellt sich umso mehr die Frage: Was ist unter trösten zu verstehen? *„Schon als Kind ist mir das nie ganz klargeworden. Ich hatte eine Beule, die Mutter tröstete mich, aber die Beule blieb. Auch der Tumor und der Tod widerstehen jedem Trost, d. h. sie bleiben trotzdem, auch wenn ich sie mit Jenseitsvorstellungen kompensiere."*[14] Trösten kann „Aushalten" bedeuten. Aushalten, dass es keine Trostworte gibt. Schweigend aushalten, weil kein Zuspruch den Verzweifelten erreichen kann.

Ijob verlangte von seinen Freunden, die ihn ja *trösten* wollten: *„Bleibt mir treu! Verlasst mich nicht in meinem Leid!"* Das Wort „Trost" bedeutet ursprünglich „(innere) Festigkeit". Sprachgeschichtlich ist es eng mit dem gotischen Wort „trausti" mit der Bedeutung „Vertrag, Bündnis" und der indogermanischen Wortgruppe „treu, zuverlässig, ehrlich" verbunden.[15] Jemanden zu trösten heißt demnach: Jemandem treu zu bleiben. Ihn oder Sie nicht zu verlassen. Mit ihr oder ihm verbunden zu bleiben, was auch geschieht, mit zu ertragen, was allein nicht auszuhalten ist: „Weinend sitzen wir hier. Wir wollen aushalten bei ihm bis zum bitteren Ende. Wir wollen mit ihm sein. Was können wir sonst noch tun!?"

Kranke, vor allem Sterbenskranke, und Trauernde brauchen treue Begleiterinnen und Begleiter. *„Schließlich sind ja noch Fred und die Christa da, bei denen ich mich manchmal fallen lassen kann, die meine Tränen ertragen und meine Angst."*[16]

Unsere Umgangssprache hat ein schönes Wort für einen treuen Begleiter: „Kumpan". Es enthält die beiden lateinischen Wörter „cum" und „panis". Ein Kumpan ist ein Gefährte, der mit mir am Tisch sitzt und mit mir das Brot teilt. *„Ich habe heute Abend so geheult, dass ich gedacht habe, ich werde irre. Ich hatte Platzangst, auch weil meine Brust links total taub und hart ist. Als sei da ein Panzerteil, das in mir feststeckt. Da bekomme ich Panik. Und renne wie bei einem Lagerkoller rum, dann weiß ich nicht, wie es weitergeht, wie das alles*

---

[12] Schlingensief 2010, S. 197
[13] Picardie 2007, S. 174
[14] Noll 2005, S. 22f.
[15] Duden 2001, S. 864; 867f.
[16] Wander 2009, S. 68

gehen soll. Das darf mir nicht mehr passieren, dass ich mich hier so aufführe. Schon alleine Aino zuliebe. Sie ist mein größtes Glück, das ist ganz klar, und unsere Liebe wird mich auch tragen und retten. Wir werden das gemeinsam schaffen."[17]

FOKUSSIERUNGSMODELL

Kein Trost: Die Patientin leidet an einem fortgeschrittenen Magenkarzinom mit breiter Metastasierung. Mehrere Therapieversuche waren erfolglos; seit zwei Wochen ist sie auf der Pflegestation. Sie schaut auf ihr Leben zurück und sagt zur Pflegekraft: „Viel war nicht in meinem Leben. Für mich gibt es keinen Trost." Die Pflegekraft kann wählen, wie sie antwortet:

Ich-Fokussierung	„Das kann ich nicht glauben."
Du-Fokussierung	„Erzählen Sie mir von Ihrem Leben." „Was enttäuscht Sie so sehr?" „Haben Sie niemanden mehr?" „Sie wirken auf mich sehr verbittert."
Es-Fokussierung	„Jeder Mensch hat auch gute Zeiten in seinem Leben."
Lebenswelt-Fokussierung	„Unsere Seelsorgerin könnte sich für Sie Zeit nehmen."

Auf die Antwort der Patientin gibt es wieder mindestens sieben Möglichkeiten zu antworten; so kann das Gespräch weitergeführt werden.

7

[17] Schlingensief 2010, S. 167

KAPITEL

8 Kritische Situationen

8.1 Wenn (zu) viele Besucher auf einmal anstürmen

In der Regel kommen nicht mehr als zwei oder höchstens drei Besucher zur selben Zeit zu einem Patienten oder Bewohner. Das ist in Kliniken und Pflegeheimen problemlos in den Ablauf zu integrieren. Auch wenn einzelne Besucher oder auch Familien mitunter unangenehm auffallen können, sind die Einrichtungen darauf eingestellt und können in der Regel angemessen damit umgehen.

In einem Krankenzimmer mit mehreren Betten kann es schon sehr eng werden, wenn zu jedem Patienten im Zimmer zwei oder drei Besucher gleichzeitig kommen. Sie reden mit ihren Patienten oder auch alle miteinander. Die Patienten werden dabei beteiligt oder auch nicht. Über alles Mögliche wird gesprochen. Informationen und Meinungen werden ausgetauscht. Es kann dabei sehr lebhaft und laut zugehen. Der Stationsbetrieb wird dadurch normalerweise nicht gestört.

Anders ist es, wenn mehr als drei Besucher gleichzeitig zu einem Patienten kommen. Bei Patienten aus anderen Ländern und Kulturen kann es sein, dass zwanzig und mehr Angehörige, Freunde und Bekannte auf einmal kommen und einige auch über Nacht bleiben wollen. Ein solcher Besucherandrang ist in deutschen Kliniken und Heimen nicht vorgesehen. Darauf sind diese nicht eingestellt. Auch die Bauherren und Architekten haben dafür keinen Platz vorgesehen. Wo sollen die Besucher hin? Die Patienten- und Arztzimmer sind zu klein, einen Gruppenraum gibt es nicht und der Flur ist ungeeignet. Wollen alle gleichzeitig beim Patienten sein, gibt es sofort ein großes Raumproblem. Der nicht vorhandene Platz für die Besucher sorgt sofort für Störungen. Je nach Temperament der Besucher ist die Störung groß. Dabei liegt es nicht primär am fehlenden guten Willen der Besucher. Unglückliche Interventionen von Ärzten und Pflegekräfte können zusätzlich zur Überhitzung der Situation, zu Streit und Übergriffen führen. Die Besucher können so laut anmaßend werden, dass dadurch der Stationsbetrieb massiv gestört wird. Das kann selbstverständlich auch bei deutschen Patienten und ihren Angehörigen passieren. Denn es handelt sich nicht primär um kulturspezifisches Problem, für das Patienten und ihre Angehörigen aus anderen Ländern und Kulturen verantwortlich gemacht werden können. *Die Architektur sorgt für das Problem.* Der fehlende Platz provoziert eine eskalierende gereizte Stimmung in der Besuchergruppe.

Den Architekten kann man eigentlich keinen Vorwurf daraus machen. Sie haben sich nach den *Besuchsgewohnheiten in Deutschland,* einem Industriestaat, gerichtet. Da kommen nur wenig Besucher. Warum kommen so viele Besucher zu Patienten aus anderen Ländern und Kulturen? Patienten und Besucher aus anderen Kulturen, z. B. aus der Türkei, sind andere Formen der Pflege gewohnt.[1] Vorrangig werden Kranke und Alte daheim gepflegt. Angehörige sind viel stärker in die Pflege eingebunden; Kliniken und

Heime sind auf zahlreiche Besucher eingestellt. Angehörige und Freunde des Patienten erfüllen religiöse Verpflichtungen gegenüber dem Patienten. Korantexte werden laut rezitiert. Riten werden mit lautem Klagen und Schreien vollzogen. Jeder Besucher strebt die Versöhnung mit dem Sterbenskranken an. Manche Besucher nehmen wenig Rücksicht auf den Patienten; sie reden laut auf ihn ein oder reden miteinander über ihn, so, als wäre er gar nicht da. Somit sorgen neben den fehlenden Räumen fremde Bräuche und laute Stimmen in fremden Sprachen zusätzlich für Unruhe und Ärger in deutschen Kliniken und Heimen.

Für Ärzte und Pflegekräfte ist es äußerst schwierig, dagegen anzugehen und ein angemesseneres Verhalten von den Besuchern zu verlangen. Nicht zuletzt können Sprachprobleme, Fremdheit, Vorurteile, Klischees und Missverständnisse die Situation anheizen und zu offenem Streit mit Bedrohungen führen.

Eine befriedigende Lösung des Problems hängt von den Antworten auf folgende Fragen ab:

- Wohin mit den Besuchern?
- Wer kann dafür sorgen, dass die Station nicht besetzt wird?
- Wer von der Station spricht mit wem von den Besuchern?
- Wer könnte Respektperson für die Besucher sein?
- Wer spricht die Sprache der Besucher und kennt sich in den Riten und Einstellungen aus?
- Wer kann von den Besuchern Ansprechpartner sein?
- Wer kann sie beeinflussen?
- Gibt es eine natürliche Anführerin, ein Familienoberhaupt?
- Oder bedarf es einer externen Respektperson?
- Welche Autorität hat beispielsweise ein Imam?

Von Vorteil kann es sein, wenn die Besucher zu einer formellen sozialen Gruppe gehören, wie z. B. zu einer türkischen Großfamilie. Solche Großfamilien sind hierarchisch strukturiert, haben verpflichtende Werte und Normen. Ihre Mitglieder fühlen sich eng miteinander verbunden. Ihr Oberhaupt vertritt die Interessen der ganzen Familie und einzelner Familienmitglieder nach innen und außen.

Wenn zu erwarten ist, dass mehrere Besucher zu einem Patienten kommen können oder erwartet werden, möglichst frühzeitig und verbindlich mit dem „Sprecher“ der Besucher Modalitäten des Aufenthalts klären und festlegen. Ob und wie das gelingt, das hängt vom Zusammenhalt der Besucher, der Integration des Patienten in die Besuchergruppe und der Bedeutung des Patienten für die Familie, aber auch von der Autorität des Mitarbeiters der Station für die Besucher ab. Wenn alle Bemühungen scheitern, bleibt nichts anderes übrig, als das Hausrecht zu nutzen und die Polizei einzuschalten. Für solche Fälle sollte es vorsorglich einen Notfallplan auf der Station geben.

FOKUSSIERUNGSMODELL

Besetzung der Station: Nachdem die Besucher eines Patienten die Station überflutet haben und einige sich darauf einrichten, im Besucherzimmer zu übernachten, spricht die Stationsleitung den ältesten Besucher an und kann dabei wählen, wie er ihn anspricht:

---

[1] Ilkilic 2005; Küçük 2005

Ich-Fokussierung	„Ich dulde so ein Verhalten nicht. Sorgen Sie sofort für Ordnung."
Du-Fokussierung	„Erklären Sie bitte das Verhalten Ihrer Familie." „Welchen Einfluss haben Sie auf die Frauen und Männer hier?" „Können Sie nicht mehr Rücksicht nehmen?" „Ich spüre, Sie möchten alle beim Patienten sein?"
Es-Fokussierung	„So viele Besucher sind von den Architekten nicht vorgesehen."
Lebenswelt-Fokussierung	„Unsere türkische Kollegin kommt nachher zu Ihnen."

Auf die Antwort des Besuchers gibt es wieder sieben Möglichkeiten zu antworten; so kann das Gespräch weitergeführt werden.

8.2 Wenn Sie bedroht werden

Manchmal bleibt es nicht bei hitzigen Wortwechseln, sondern es kann weit darüber hinausgehen. Patienten und Angehörige können aggressiv und gewalttätig gegen Ärzte und Pflegekräfte werden. Das Spektrum der Gewalt ist breit: Beleidigung, Einschüchterung, Rufmord, Drohung, Sachbeschädigung, sexueller Übergriff, körperlicher Angriff, Morddrohung. Sie führen je nach Schweregrad zu psychischen und physischen Verletzungen und Traumatisierungen. Wie sich in gefährlichen aggressionsgeladenen Situationen verhalten und mit angespannten Patienten oder Angehörigen umgehen?

Ein Beispiel: „Retten Sie meine Mutter, sonst ...“ Auf der Station liegt seit drei Tagen eine 70-jährige Patientin. Ihr Ehemann und ihr Sohn haben sie mit ihrem Einverständnis auf die Palliativstation gebracht. Die Patientin leidet an einem divers metastasierten Mammakarzinom im Endstadium. Sie wird mit PEG ernährt und ist komplett inkontinent. Die Patientin wurde auf die Palliativstation verlegt, weil die Ärzte der Uniklinik den Angehörigen zu verstehen gegeben hatten, dass für die Patientin das Ende nahe sei und sie dort gut begleitet werde. Vor allem der Sohn erwartet dennoch, dass seine Mutter noch gerettet wird. Bei der Aufnahme betont er, im Kontakt mit renommierten Medizinprofessoren zu stehen, die ihm eine Therapie für seine Mutter empfohlen hätten. Er teilt auch mit, welche Medikamente ihr in welcher Dosis zu geben sind. Nachdem der Arzt die Patientin sorgfältig untersucht hat, kommt er zu der Auffassung, dass die vom Sohn vorgegebenen Maßnahmen kontraindiziert sind und entscheidet sich für ein anderes Vorgehen, zumal die Patientin deutlich schwächer wird. Sie ist weiterhin ansprechbar. Als der Sohn am anderen Tag mit seinem Vater kommt, merkt er, dass seine Anweisungen nicht umgesetzt worden sind. Daraufhin stürmt er wütend, ohne anzuklopfen, ins Arztzimmer, baut sich vor dem Arzt wild gestikulierend auf und droht ihm Schläge und Klagen an, falls seine Mutter stirbt. Er sei mit sehr guten Anwälten befreundet und kenne auch einflussreiche Leute von der Presse.

Für gewöhnlich haben aggressive Handlungen eine mehr oder weniger lange Entstehungsgeschichte (*Wenn ein Konflikt eskaliert*[2] ➤ 8.3). In einem Modell zur Deeskalation von Gewalt und Aggression werden *sechs Stufen der Deeskalation* unterschieden:[2]

- Verhinderung der Entstehung von Gewalt und Aggression
- Veränderung der Sichtweisen und Interpretationen aggressiver Verhaltensweisen

[2] Wesuls/Heinzmann/Brinker 2005

8

- Verständnis der Ursachen und Beweggründe aggressiver Verhaltensweisen
- Kommunikative Deeskalationstechniken im direkten Umgang mit hochgespannten Patienten
- Patientenschonende Abwehr- und Fluchttechniken bei Angriffen von Patienten
- Patientenschonende Immobilisations- und Fixierungstechniken

Wenn jemand einen anderen angreifen und seine Wut an ihm auslassen will, baut er sich fast immer vor ihm auf. „Auge in Auge" fixiert er sein Gegenüber und lässt seinem Zorn freien Lauf. Der Zorn der Patienten und auch der Angehörigen wird zumeist durch ein Verlusterleben ausgelöst. Natürlich können auch andere Gründe zum Ausbruch führen. Verständlicherweise möchte der Angegriffene den Angriff abwehren und sich schützen. Ein Rechtfertigungsversuch macht den Angreifer meistens nur noch wütender.

Mit einem Sidestep, einem kleinen Drehschritt zur Seite, kann der Angegriffene sich aus der Konfrontation hinausdrehen; so bekommt er den Ausbruch nicht mehr frontal ab. Der wütende Wortschwall kann an ihm vorbeigehen, er bietet keine Angriffsfläche mehr. Mitunter reicht es auch schon, wenn der Angegriffene der Fixierung mit den Augen ausweicht und den eigenen Kopf etwas zur Seite dreht.

Bei einer körperlichen Attacke – auch das kann vorkommen – sollte man dem Angreifer möglichst frühzeitig aus dem Weg gehen, etwas (einen Tisch, ein Bett) zum eigenen Schutz zwischen sich und den Angreifer schieben und laut um Hilfe rufen. Eine körperliche Auseinandersetzung sollte möglichst vermieden werden.

Ausgesprochen schwierig ist es in solchen aufgeladenen Situationen, das passende Wort zu finden. Zu leicht kann das Gesagte den Angreifer noch mehr reizen, wütend machen und zum Ausflippen bringen. Wenn möglich, die verbalen Attacken wie eine Welle auslaufen lassen, gegebenenfalls Fehler eingestehen, aber Vorsicht!

Bei *aufgeladenen Situationen* ist es hilfreich, auf Folgendes zu achten:

- Gewalt beginnt fast immer mit Worten.
- Versuchen Sie, im Ton und im Verhalten ruhig zu bleiben.
- Vermeiden Sie es, den Angreifer oder die Angreiferin anzufassen.
- Suchen Sie besonnen, aber bestimmt das Gespräch mit ihm oder ihr.
- Gehen Sie nicht in die Opferrolle; unterwürfiges Verhalten ist kontraproduktiv.
- Provozieren, drohen oder beleidigen Sie nicht.
- Machen Sie Zeuginnen und Zeugen auf ihre Situation aufmerksam.
- Nutzen Sie jede Möglichkeit zur Flucht, die sich Ihnen bietet, wenn sich mit Worten nichts ausrichten lässt.
- Zeigen Sie die Täterin oder den Täter bei der Polizei an.

Wegen der zunehmenden Angriffe auf Ärzte und Pflegekräfte liegt es nahe, für solche Situationen vorzusorgen. Auch wenn entsprechende Fortbildungen nicht für alle möglich sein werden, so kann man sich doch darauf einstellen. Auf den Stationen und in den Wohnbereichen sollte bekannt sein, wie man sich bei Bedrohungen verhält, wo man Hilfe erhält, wann die Polizei geholt wird und wer ein Hausverbot erteilen kann.

FOKUSSIERUNGSMODELL

Der wütende Sohn: Der Sohn der Patientin baut sich wild gestikulierend vor dem Arzt auf und bedroht ihn: „Ich werde Sie vernichten, wenn meine Mutter stirbt." Der Arzt kann zwischen mehreren Varianten wählen.

Ich-Fokussierung	„Ihre Drohung beeindruckt mich nicht."

Du-Fokussierung	„Reden Sie weiter." „Was vermeiden Sie gerade?" „Haben Sie mit Ihrer Mutter gesprochen?" „Sie fürchten sich vor dem Tod Ihrer Mutter?"
Es-Fokussierung	„Zorn und Wut sind Teil der Trauer."
Lebenswelt-Fokussierung	„Gleich rufe ich die Polizei."

Auf die Antwort des Sohnes gibt es wieder sieben Möglichkeiten zu antworten; so kann das Gespräch weitergeführt werden.

8.3 Wenn ein Konflikt eskaliert

Ein 80-jähriger Patient liegt auf einer Station des Schwerpunktbereiches „Palliative Geriatrie". Er leidet seit 4 Jahren bei schon länger bestehendem Morbus Parkinson zunehmend an Demenz. Deshalb lebte er in einem Pflegeheim. Eine normale Kommunikation war mit ihm nicht mehr möglich. Täglich besucht ihn seine Ehefrau, die auch seine gesetzliche Betreuerin ist, und „füttert" ihn. In letzter Zeit hatte sich der Patient immer wieder verschluckt und zeitweise ohne erkennbaren Grund laut geschrien. Im Pflegeheim hatte man der Ehefrau nahegelegt, ihm eine PEG zur Ernährung anzulegen. Dieses hatte sie jedoch abgelehnt. Wegen hohem Fieber, Somnolenz und einer Aspirationspneumonie wird der Patient ins Krankenhaus verlegt. Die Ehefrau ist auch im Krankenhaus im Konflikt mit den Ärzten und dem Pflegepersonal, weil sie weiterhin die Anlage einer PEG ablehnt. Die Ärzte möchten das Risiko einer Aspiration nicht mehr auf sich nehmen; daher wurde das „Füttern" völlig in die Verantwortung der Ehefrau übergeben. Damit ist aber auch keine ausreichende Nahrungs- und Flüssigkeitszufuhr möglich. Die Ehefrau steht weiterhin zu ihrer Entscheidung, da dies auch dem Willen des Ehemanns entsprechen würde. Trotzdem äußert die Ehefrau Gewissensbisse, da ihr nach und nach bewusst wird, dass ihr Ehemann ohne PEG bald sterben wird.

Ein Konflikt liegt dann vor, wenn mindestens zwei sich gegenseitig ausschließende Interessen, Wünsche usw. zusammenstoßen und ein (Zeit)Druck für eine Entscheidung besteht. Finden die Konfliktparteien nicht bald eine für beide Parteien akzeptable Lösung, droht eine Eskalation des Konflikts. Aus empirischen Studien über Konfliktverläufe sind Modelle für die Eskalation von Konflikten entwickelt worden. Diese Modelle können helfen, Konfliktverläufe und noch mögliche Lösungen rechtzeitig einzuschätzen.

In dem *Modell* von Friedrich Glasl bilden drei Hauptphasen mit Subphasen die *Eskalation eines Konfliktes* ab.[3]

- *Erste Stufe: Noch sind viele Wege offen, den Konflikt einvernehmlich zu lösen.* Aus revidierbaren Meinungen werden „Standpunkte" und die Auffassungen verhärten sich. Das Bewusstsein bestehender Spannungen entsteht. Im Denken, Fühlen und Wollen polarisieren sich die Parteien. Klischees entstehen. Taktiken bestimmen das Handeln. Der Kampf beginnt. Die Überzeugung reift: Reden hilft nicht mehr. Es wird die Strategie der vollendeten Tatsachen gewählt. Das „Wir-Gefühl" und das

[3] Glasl 2004

8

Einfühlungsvermögen gehen verloren. Jeder deutet das Verhalten des anderen als gegen sich gerichtet.
- *Zweite Stufe: Es gibt nur noch Gewinner und Verlierer.* Die Parteien manövrieren sich gegenseitig in negative Rollen und fixieren sich auf Feindbilder. Beide Konfliktparteien werben um Anhänger und suchen Koalitionen für ihren Kampf. Das eigene Verhalten wird als Reaktion auf das Verhalten des anderen angesehen. Verdeckt wird gereizt und gestichelt. Die Konfliktpartner greifen einander öffentlich und persönlich an, stellen den Gegner bloß. Drohungen und Gegendrohungen beherrschen die Szene: „Wenn Du das tust, dann tue ich folgendes." Erhöhter Stress entsteht durch Ultimatum und Gegenultimatum.
- *Dritte Stufe: Es gibt es nur noch Verlierer.* Ohne Rücksicht auf Verluste wird die eigene Position durchgesetzt. Der Schaden des anderen wird als eigener Gewinn gewertet. Begrenzte Zerstörung als „passende Antwort" auf das Verhalten des Gegners. Dem Gegner soll gezielt geschadet werden. Kein Weg geht mehr zurück! Das Verhalten der Streitenden ist ganz auf den Zusammenbruch des „Feindes" ausgerichtet. Vitale Ressourcen des „Feindes" werden angegriffen. Der „Feind" soll völlig vernichtet werden; auch um den Preis der Selbstvernichtung. Lust und Bereitschaft entstehen, sich selbst und auch die Umwelt des „Feindes" zu zerstören und es wird zerstört.

Wer Konflikte einvernehmlich lösen will, muss zunächst wahrnehmen und anerkennen, dass überhaupt ein Konflikt vorliegt. Zudem ist die Tatsache zu respektieren, dass jede Konfliktpartei zum Entstehen und auch zur Fortführung des Konfliktes beiträgt. Sodann ist zu fragen, was konkret der eigene Anteil am Konflikt ist oder sein kann. Schließlich muss der Konflikt insgesamt sorgfältig analysiert werden. Bewertungen, Schuldzuweisungen und Urteile sind zu unterlassen, sie verhindern die Klärung. Die Chancen, Konflikte einmütig zu lösen, hängen vor allem von der Bereitschaft der Konfliktparteien, der Art des Konfliktes und der erreichten Stufe der Eskalation ab.

Grundsätzlich sind *fünf Lösungen für Konflikte* möglich:
- A gewinnt, B verliert.
- B gewinnt, A verliert.
- A und B einigen sich auf einen Kompromiss.
- A und B verlieren beide.
- A und B trennen sich.

Zu beachten ist, wie ich an dem Konflikt beteiligt bin: als Partei, als Zeuge oder als Moderator. Als Konfliktpartei kann ich am Modell von Glasl den Stand des Konfliktes und die Lösungsmöglichkeiten einschätzen und mich dementsprechend verhalten. Als Zeuge eines Konfliktes ist zu prüfen, was der Konflikt in mir auslöst: Distanziere ich mich oder fühle ich mich angesprochen einzugreifen, also auf eine einvernehmliche Lösung hinzuarbeiten. Dann greife ich aus eigenem Antrieb ein. Ich kann aber auch von einer Konfliktpartei oder von allen Konfliktparteien gebeten werden, den Konflikt zu schlichten. Schließlich kann ich von Dritten gebeten oder beauftragt werden, in den Konflikt einzugreifen.

Ansatzpunkte für Konfliktlösungen sind:
- Streitpunkt der Konfliktparteien: Worum geht es eigentlich?
- Konfliktverlauf und die Dynamik der Eskalation: Was trägt zur Dynamik bei?
- Konfliktparteien und ihre innere Beschaffenheit: Wie starr sind die Beteiligten?
- Beziehungen zwischen den Konfliktparteien: Welche Abhängigkeiten bestehen?
- Grundeinstellung der Konfliktparteien zum Konflikt: Was ist das subjektive strategische Kalkül?

- Personenorientiert: Welche gegenseitigen Vorbehalte bestehen?
- Interaktionsorientiert: Was kennzeichnet die Interaktion?
- Strukturzentriert: Welche Machtverhältnisse bestehen?
- Kompetenzzentriert: Welche fachlichen Voraussetzungen fehlen?

FOKUSSIERUNGSMODELL

PEG-Anlage: Die Ehefrau lehnt die von den Ärzten empfohlene Anlage einer PEG bei ihrem Mann, dem Patienten, heftig ab. Die Ärzte können wählen, wie sie darauf reagieren:

Ich-Fokussierung	„Wir möchten eine tödlich verlaufende Aspiration verhindern."
Du-Fokussierung	„Erzählen Sie von Ihrem Mann." „Was hindert Sie, der Anlage einer PEG zuzustimmen?" „Wollen Sie in Kauf nehmen, dass Ihr Mann erstickt?" „Sie sind hin und her gerissen, wie Sie sich entscheiden sollen."
Es-Fokussierung	„Die Anlage einer PEG schützt vor einer Aspiration."
Lebenswelt-Fokussierung	„Unsere Psychologin könnte Sie unterstützen."

Auf die Antwort der Ehefrau gibt es wieder sieben Möglichkeiten zu antworten; so kann das Gespräch weitergeführt werden.

8.4 Ausweichen, wenn der Kranke von Suizid spricht?

Schwer- und Sterbenskranke befinden sich in ihrer größtmöglichen Lebenskrise. Sie können ihr nicht entfliehen und müssen sich entscheiden, ob sie sich auf den voraussehbaren Leidens- und Sterbensweg einlassen oder ihn abkürzen wollen. Die Auseinandersetzung mit dieser Entscheidung bleibt ihnen nicht erspart. Manche Sterbenskranke ringen bis zu ihrem Tod um ihre persönliche Entscheidung. Die Frage lässt sie nicht los, ob sie unter den gegebenen Bedingungen noch weiterleben möchten.

Schwer- und Sterbenskranke zu begleiten bedeutet, sie in ihrem Kampf gegen den Tod zu begleiten. Erwartet wird jedoch oft von ihnen, ihr Kranksein, Leiden und Sterben als Teil des Lebens zu akzeptieren und tapfer auszuhalten. Das tun sie nicht. Für manche Patienten ist der vorzeitige Tod eine Erlösung vom Leiden oder auch vom Sterben. Sie bitten Ärzte und Pflegekräfte um diese Erlösung, z. B. um ein den Tod bringendes Medikament (Suizidbeihilfe). Warum handeln sie nicht selbst, nehmen z. B. die Medikamente nicht mehr ein, sondern bitten Ärzte und Pflegekräfte darum? Weil sie selber nicht den Mut dazu haben? Weil es noch etwas gibt, das sie zurückhält? Weil sie die Verantwortung an den Arzt abgeben wollen? Das haben Ärzte und Pflegekräfte in der Regel abgelehnt und auf ethische Normen, Gesetze und Standespflichten verwiesen, denen sie sich verpflichtet fühlten.

Mit der *Entscheidung des Bundesverfassungsgerichts* vom 26. Februar 2020 haben wir diesbezüglich eine völlig neue Situation.[4] Danach umfasst *„das allgemeine Persönlichkeitsrecht (Art. 2 Abs. 1 i. V. m. Art. 1 Abs. 1 GG) als Ausdruck persönlicher Autonomie ein Recht*

[4] www.bundesverfassungsgericht.de/SharedDocs/Entscheidungen/DE/2020/02/rs20200226_2bvr234715.html

8

auf selbstbestimmtes Sterben. Das Recht auf selbstbestimmtes Sterben schließt die Freiheit ein, sich das Leben zu nehmen. Die Entscheidung des Einzelnen, seinem Leben entsprechend seinem Verständnis von Lebensqualität und Sinnhaftigkeit der eigenen Existenz ein Ende zu setzen, ist im Ausgangspunkt als Akt autonomer Selbstbestimmung von Staat und Gesellschaft zu respektieren.

Die Freiheit, sich das Leben zu nehmen, umfasst auch die Freiheit, hierfür bei Dritten Hilfe zu suchen und Hilfe, soweit sie angeboten wird, in Anspruch zu nehmen. … Die Achtung vor dem grundlegenden, auch das eigene Lebensende umfassenden Selbstbestimmungsrecht desjenigen, der sich in eigener Verantwortung dazu entscheidet, sein Leben selbst zu beenden, und hierfür Unterstützung sucht, tritt in Kollision zu der Pflicht des Staates, die Autonomie Suizidwilliger und darüber auch das hohe Rechtsgut Leben zu schützen. … Niemand kann verpflichtet werden, Suizidhilfe zu leisten.“

Was bedeutet diese Entscheidung für Ärzte und Pflegekräfte? Zunächst einmal, dass sie ihre Ablehnung der Suizidbeihilfe nicht mehr mit dem Grundgesetz begründen können. Das Bundesverfassungsgericht lässt ihnen den Raum, die Suizidbeihilfe zu verweigern, aber auch den Raum, beim Suizid zu helfen. Bei der auf ein „Ja“ oder „Nein“ reduzierten Antwort auf den Suizidwunsch eines Patienten wird außer Acht gelassen, suizidale Patienten in ihrer Lebenskrise zu begleiten und zu unterstützen.

Der Gedanke, das Leben und Leiden zu beenden, kann sich bei jedem einstellen. Zu den Erkenntnissen der Suizidforschung gehört: *Jeder Mensch erlebt bei sich auch autoaggressive, suizidale Tendenzen.* Deshalb fragen wir: Was haben „normales Kranksein und Sterben“ und „Suizidalität und suizidale Handlungen“ gemeinsam? Und nochmal anders gefragt: Zeigen sich generell Symptome von Suizidalität bei Schwer- und Sterbenskranken?

Der Wiener Psychiater Erwin Ringel (1921–1994) hat erforscht, was Menschen vor ihrem Suizid empfunden und wie sie sich in der Zeit vor ihrem Suizid verhalten haben. Die Ergebnisse seiner Studien hat Ringel als *präsuizidales Syndrom* zusammengefasst. Danach geht jeder suizidalen Handlung eine suizidale Entwicklung voraus. Diese wird durch einschneidende Ereignisse im Leben eines Menschen ausgelöst. Diese Entwicklung muss nicht mit dem Suizid enden, kann aber mit dem Suizid enden. Die Lebensbedrohung durch eine maligne Erkrankung ist ohne Zweifel ein einschneidendes Ereignis. Ringel beschreibt den Weg von dem erschütternden Ereignis bis zum vollendeten Suizid in drei Stufen.[5]

8

- *Am Anfang steht das Gefühl zunehmender Einengung des Lebens:* Ein Mensch wird durch ein Ereignis wie von einem Blitz getroffen. Einschneidende Ereignisse, die zum Suizid führen können, sind z. B. eine Ehescheidung, der Tod eines geliebten Menschen, wirtschaftlicher Zusammenbruch, eine Psychose oder die Diagnose einer lebensbedrohlichen Erkrankung. Vieles von dem, was zuvor möglich und normal war, ist auf einmal nicht mehr möglich. Dadurch wird das Leben subjektiv eingeengt. Daraus kann sich das Gefühl ergeben: „Für mich gibt es keine Lebensperspektive mehr.“ Die Wahrnehmung, die Denkinhalte, die Emotionen und die Kräfte sind eingeschnürt: „Ich kann nichts mehr.“ Die zwischenmenschlichen Beziehungen verlieren sich: „Ich bin einsam. Keiner kümmert sich um mich.“ Das Leben und die eigene Person werden abgewertet: „Ich bin nichts mehr wert.“ Für Außenstehende muss das Ereignis gar nicht so schwerwiegend sein. Sie sehen Auswege, die der Betroffene nicht sieht oder

5 Ringel 1953; Sonneck 2000

erkennen kann. „Ja, Sie haben Krebs. Aber die heutige Medizin hat etwas gegen den Krebs."

- *Die wachsende Aggression ist gehemmt und wird gegen die eigene Person gerichtet:* Die Getroffenen leiden unter den Einengungen und lehnen sich gegen ihr Schicksal auf. Manche wehren sich laut wütend und zornig, andere still und verschlossen. Wenn sie ihre Aggressionen nicht äußern dürfen oder können und die Situation sich nicht ändert, wachsen die Aggressionen und stauen sich im Patienten. Je größer der Aggressionsstau wird, desto stärker bedrängen die Aggressionen den Patienten. Können die Aggressionen ausgelebt werden, z. B. gegen den Arzt oder die Pflegekräfte, entlastet das den Patienten. Eine Entladung gegen sich selbst wird dann unwahrscheinlich. Ist das jedoch nicht möglich, richtet der Patient die Aggression gegen sich selbst, verbal oder auch aktiv handelnd.
- *Suizidphantasien nehmen zu, besetzen das Denken und werden durch die Suizidhandlung verwirklicht:* Wenn der Getroffene überhaupt keinen anderen Ausweg als sich zu töten sieht, häufen sich (aktive) Suizidphantasien. Informationen zum Suizid werden gesammelt. Die Gedanken kreisen um Art und Weise, Zeit und Ort sich zu töten. Diese Gedanken kommen und gehen, lassen sich noch aktiv steuern. Oft werden Signale an die Umgebung gesendet. Lebensmüde Patienten bitten z. B. einen Arzt um die erlösende Spritze. Der Übergang vom Steuern der Phantasien zum passiven Ausgeliefertsein ist fließend. Dann drängen sich die Suizidgedanken auf und lassen sich nicht mehr wegdrücken (passive Suizidphantasien). Die Durchführung der Suizidhandlung wird überlegt, konkret geplant und vorbereitet. Wie unter einem Zwang kommt es dann zur Selbstvernichtung, z. B. durch Erhängen oder Vergiften. Das Leben kann auch durch suizidadäquates Verhalten (keine Nahrung, keine Medikamente) beendet werden.

Man kann Menschen mit Suizidabsichten daran erkennen, dass sie von ihren Gedanken oder von ihrem Vorhaben reden und es offen oder versteckt ankündigen. Jede Suizidankündigung ist ernst zu nehmen. Nur sehr vorsichtig vertrauen Patienten ihre suizidalen Überlegungen anderen an und bitten sie um Unterstützung. Die meisten Menschen, die so angesprochen werden, „überhören" Suizidankündigungen oder -drohungen, weisen sie zurück oder versuchen, sie dem Patienten auszureden. Wird der Suizidwunsch nicht aufgegriffen, dann bleibt der Patient in seiner äußersten Not allein. Seine subjektive Notsituation ist zu akzeptieren. Es gilt, den Kampf der beiden Gegenspieler Selbsterhaltungs- und Todestrieb zu erkennen, zu benennen sowie den Selbsterhaltungstrieb zu stärken.

Es sollte nicht darum gehen, wie ein Mensch daran gehindert werden kann, sich selbst zu töten, sondern darum, wie seine *Lebensumstände wieder so werden können, dass das Leben für ihn – wieder oder noch – lebenswert wird.* In der Palliativmedizin trifft man oft auf Patienten, die mit einer eben erst diagnostizierten, aber palliativen Diagnose fertig werden müssen. In dieser Situation treten nicht wenige Menschen mit einem Suizidgedanken an die Pflegekräfte und Ärzte heran, da die Symptome wie Schmerzen, Atemnot, Angst, psychische Angespanntheit und Aussichtslosigkeit keine Perspektive sind, mit denen sie weiterleben wollen. Oft gelingt es in Gesprächen und nach Einnahme symptomlindernder Medikamente, wieder Lebensqualität zu schaffen und die suizidalen Gedanken zu besiegen.

Für die Bewältigung einer suizidalen Krise ist die Reaktion der Umwelt von ganz besonderer Bedeutung. Für Suizidgefährdete gibt es keine größere Gefahr als die Isolation. Insofern sind Beziehung fördernde Maßnahmen von größtem Nutzen: Bemühen um

Vermittlung von Wertschätzung und sozialer Einbindung. Dennoch gilt es anzuerkennen: Trotz bester Bemühungen kann ein Suizid nicht immer verhindert werden.

Manchmal sprechen Sterbenskranke nicht ausdrücklich von ihren Suizidgedanken, aber sie signalisieren, dass sie daran denken. Mit dem Satz: „Ich habe den Eindruck, dass Sie nicht mehr leben möchten." kann ein intensives Gespräch beginnen, das aus der Einengung herausführen kann. Wenn der Sterbenskranke das bejaht, sollte man die Gefährdung nicht herunterspielen, sondern als Notsignal sehen sowie die Bedeutung und subjektive Notwendigkeit dieses Signals anerkennen. Statt zu ermahnen oder zu belehren, liegen Fragen nahe wie „Denken Sie bewusst daran oder drängen sich derartige Gedanken, auch wenn Sie es nicht wollen, auf?" oder „Haben Sie schon mit jemandem darüber gesprochen?" Vorschnell zu trösten, zu ermahnen, zu belehren und Ratschläge zu erteilen hilft in der Regel wenig.

Offen bleibt es in jedem Fall, wie weit es gelingen kann, jemanden daran zu hindern, sich selbst zu töten. Im günstigen Fall kann es gelingen, mit dem suizidgefährdeten Patienten zusammen doch noch eine realistische Alternative zu seinem Wunsch sich zu töten zu finden und zu verwirklichen. Das gelingt aber nicht immer.

FOKUSSIERUNGSMODELL

Sterbewunsch: Eine 80-jährige Patientin, die selbst viele Jahre als Altenpflegerin gearbeitet hat und schon häufig im Krankenhaus gewesen ist, macht einen leidenden, apathischen Eindruck, als sie sehr leise die Ärztin anspricht. „Geben Sie mir Medikamente, dass ich still und zufrieden einschlafen kann, wie ich mir das immer gewünscht habe." Die Ärztin kann zwischen mehreren Varianten wählen:

Ich-Fokussierung	„Das möchte ich nicht tun."
Du-Fokussierung	„Sprechen Sie über Ihren Sterbewunsch." „Was macht Sie so lebensmüde?" „Haben Sie mit dem Leben abgeschlossen?" „Ich spüre, wie erschöpft Sie sind."
Es-Fokussierung	„Tötung auf Verlangen ist noch immer verboten."
Lebenswelt-Fokussierung	„Darüber sollten Sie erst einmal mit Ihren Kindern sprechen."

Auf die Antwort der Patientin gibt es wieder sieben Möglichkeiten zu antworten; so kann das Gespräch weitergeführt werden.

8.5 Krisenintervention

Zum Berufsalltag der Ärzte und Pflegekräfte gehört Krisenintervention. Insbesondere Notärzte, Ärzte und Pflegekräfte auf einer Intensivstation oder in der Psychiatrie haben ständig mit Menschen in Krisen zu tun. Sie werden gerufen, um bei akuten, lebensbedrohlichen Erkrankungen oder Verletzungen eines Menschen schnellstmöglich zu kommen und ihn aus der Krise zu retten.

Eine Erkrankung kann wie andere plötzliche, meist unvorhersehbare Schicksalsschläge psychosoziale und wirtschaftliche Krisen auslösen. Einzelne oder Familien werden mit Ereignissen und Lebensumständen konfrontiert, denen sie im Augenblick hilflos ausgeliefert sind. Die Art und das Ausmaß der Ereignisse überfordern ihre früher erworbenen Fähigkeiten und erprobten Hilfsmittel, schwierige Situationen zu meistern. Ihre Wahrnehmung wird plötzlich verengt und ihre Fähigkeiten zu handeln schwinden. Bisherige Erfahrungen, Normen, Ziele und Werte werden in Frage gestellt. Die von der Krise Getroffenen sind nicht im Stande, ihre kritische Lebenssituation ohne fremde Hilfe zu bewältigen.[6]

Krisen haben einen bedrohlichen Charakter und sind zeitlich begrenzt. Ein „Kriseln" ist nicht mit einer Krise gleichzusetzen, kann aber anzeigen, dass sich eine Krise anbahnt. Wenn es kriselt, spitzen sich Probleme und Konflikte zu. Krisen sind entscheidende Lebenswendungen, eine Zeit, die den Höhe- und Wendepunkt einer gefährlichen Entwicklung darstellt. Ob es sich hierbei um einen Wendepunkt zum Guten handelt, zeigt sich erst nach dem Ende der Krise. Eine Krise kann der Anfang eines Untergangs, eines Zusammenbruchs oder einer Katastrophe sein. Für gewöhnlich ist es immer höchste Zeit, nach Auswegen aus der Problemsituation zu suchen. Das geht nicht ohne Unterstützung durch andere Menschen.

Patienten und ihre Angehörigen erleben im Verlauf von schweren Erkrankungen viele Situationen, die ihre Kräfte und Möglichkeiten überfordern können: Die Konfrontation mit der schlimmen Diagnose, wiederholte Rückschläge, der Übergang von kurativer zu palliativer Therapie, der Abstieg vom Rollator in den Rollstuhl und dann ins Pflegebett, die Verlegung auf eine Palliativstation oder in ein Hospiz. Schwere Krisen können entstehen, wenn Angehörige durch die Pflege daheim überfordert sind oder sich überfordern.

Zu Beginn der Krise fühlen sich Bedrohte nicht wohl, spüren, dass „etwas Bedrohliches gegen sie im Gange ist" und beginnen, mit ihren Mitteln dagegen anzugehen. Spät bemerken sie, wie schlimm ihre Situation wirklich ist. Sie müssen erkennen: Meine Möglichkeiten der Problemlösung und meine bisherigen Bemühungen führen nicht zum erhofften Ziel. Die einen ziehen sich dann zurück, distanzieren sich von anderen Menschen und auch von ihren eigenen Erwartungen und Hoffnungen. Andere mobilisieren alle ihnen zur Verfügung stehenden Kräfte und handeln sofort, um doch noch einen Ausweg aus der aufkommenden Krise zu finden. *„Obwohl eher Zweifler und Zögerer von Natur aus, neige ich zu brüsken, schnellen und radikalen Entschlüssen in Krisensituationen, die mich selber betreffen."*[7]

Menschen können in ihren Krisen unbekannte Fähigkeiten entwickeln, um die Krise zu überwinden. Gelingt das nicht, rutscht der Bedrohte leicht tiefer in seine Krise hinein. Äußerlich sind oft keine Anzeichen dafür zu erkennen. Innerlich steht der Bedrohte dagegen bereits kurz vor seinem Zusammenbruch.

Tiefe Krisen führen letztendlich zu Orientierungs- und Hilflosigkeit, zu Schwermut und Resignation. Derjenige, der in die Krise geraten ist, kann nur noch verstummen, verzweifeln oder unkontrolliert zornig und wütend sein. Jemand muss für ihn Verantwortung übernehmen und auch für ihn – wenn möglich gemeinsam – entscheiden, was jetzt zu tun ist.

Angehörige, Pflegekräfte und Ärzte merken, wenn Patienten in eine Krise kommen oder schon in ihr stecken. Dann müssen sie ihre Zurückhaltung aufgeben, Verantwortung übernehmen, entscheiden und handeln. Irreversible Schäden, die entstehen könnten, wie

8

[6] Sonneck 2000, S. 15

[7] Noll 2005, S. 9

z. B. das endgültige Zerwürfnis mit den eigenen Kindern oder suizidale Handlungen, sind möglichst zu verhindern.[8]

Kriseninterventionen sind alle Maßnahmen, die dem Betroffenen bei der Bewältigung seiner aktuellen Notsituation helfen können. Die akute Situation steht im Mittelpunkt. Die Zusammenhänge, die zu der Krise geführt haben, sind zu eruieren und für die Krisenintervention zu nutzen. Methodenflexibilität (z. B. Gespräche, Sitzwache, Psychopharmaka) ist nötig.

Anzusprechen bei der Krisenintervention sind Verluste, Gefühle der sozialen Isolation, die Belastungssituation, Schmerzereignisse, immer verbunden mit dem Ziel, entlastende und stärkende Ressourcen zu finden, zu entwickeln und zu gewinnen. Das soziale Umfeld des Patienten in die Unterstützung einzubeziehen und sofortige Entlastungen anzustreben.

Schwierig wird es, wenn derjenige, der sich in der Krise befindet, sich weigert, Hilfe anzunehmen, oder nicht mehr in der Lage ist, sich dazu zu äußern. Gegebenenfalls muss eine Entscheidung vom zuständigen Gericht eingeholt werden. Eine Krisenintervention endet spätestens dann, wenn der Bedrohte wieder selbst für sich sorgen kann.

FOKUSSIERUNGSMODELL

Der einsame Witwer: Das Ehepaar war über viele Jahrzehnte sehr eng miteinander verbunden. Als seine Frau verstarb, brach seine Welt zusammen. Noch Wochen später klagte er bei seinem Hausarzt: „Allein schaffe ich das nicht." Der Arzt kann zwischen mehreren Möglichkeiten wählen, mit ihm zu sprechen:

Ich-Fokussierung	„Ich unterstütze Sie gern."
Du-Fokussierung	„Erzählen Sie von Ihrer Frau." „Was fehlt Ihnen denn am meisten?" „Haben Sie Enkelkinder?" „Sie haben keine Lust, ohne Ihre Frau zu leben?"
Es-Fokussierung	„Medikamente können Ihre Situation erträglicher machen."
Lebenswelt-Fokussierung	„Was ist mit Ihren Kindern?"

Auf die Antwort des Witwers gibt es wieder sieben Möglichkeiten zu antworten; so kann das Gespräch weitergeführt werden.

[8] Sonneck 2000; Müller/Scheuermann 2004

KAPITEL

9 Spezielle Gesprächssituationen

9.1 Störungen möglichst gleich ansprechen

Was erwartet man, wenn man mit jemandem spricht? Doch, dass der andere zuhört und sich auf das Gespräch konzentriert. Diese Erwartung ist dann besonders groß, wenn es um etwas geht, das für mich sehr wichtig ist. Und was ist wichtiger als die eigene Gesundheit? Patienten möchten und erwarten, dass ihnen zugehört wird. Andererseits erwarten Ärzte und Pflegekräfte auch, dass ihnen zugehört wird. Das klappt allerdings nicht immer wie erwartet. Ein Gespräch kann von Anfang an gestört sein und eine Störung kann während des Gesprächs auftreten oder sich entwickeln.

Was alles stören kann: Abneigung aufgrund von Erfahrungen, die aus früheren Begegnungen stammen. Ein Gesprächspartner spricht zu leise, der andere zu laut. Ein Partner lässt den anderen nicht zu Wort kommen. Beide reden gleichzeitig und fallen einander ins Wort. Der Gesprächspartner schweigt. Ein Gesprächspartner gibt dauernd ungebetene Ratschläge. Stören können auch körperliche Symptome: Aufkommende Kopfschmerzen, Schwindelgefühl, Ermüdung, Druck auf den Darm oder die Blase stören die Konzentration. Unbequeme Stühle. Blendung durch Lichteinfall. Eine nicht ganz geschlossene Tür schlägt hin und her. Ein Wasserhahn tropft. Sich an unerledigte Aufgaben erinnern. Es werden Wörter gebraucht, die ich nicht verstehe. Der Rechner auf dem Schreibtisch versperrt den Blickkontakt. Telefonrufe werden angenommen. Dritte treten ohne anzuklopfen ins Zimmer, hören ungefragt zu. Ein Partner kommt körperlich zu nahe. Übler Geruch im Zimmer und abstoßender Körpergeruch.

Bei Hausbesuchen von Ärzten und Pflegekräften ist es oft so, dass der Fernseher läuft, die Katze sich anschmeichelt, beteiligte Personen einfach das Zimmer verlassen, Angehörige ihren Unmut äußern oder vom Thema ablenken und so den Gesprächsverlauf stören. Bei Gesprächen, die zu zweit mit Patenten geführt werden, kann der eine den anderen stören, indem er ständig Themen, die ihn zwar persönlich interessieren, aber hier nicht hinpassen, anspricht.

Wie ist mit Störungen umzugehen? Es gilt die Devise: „Störungen haben Vorrang." Sobald Störungen auftreten, sollten sie angesprochen werden. Man verlässt den Gesprächsfaden und thematisiert das, was einen stört. Es folgt ein Gespräch über das Gespräch (*Metakommunikation*). Aus der Metaperspektive kann alles angesprochen werden, was stört: Das Verhalten und die Beziehungen der Beteiligten, die Sache, um die es eigentlich geht, die gegenseitigen Erwartungen, das Sprechen und die Sprache, versteckte Ironie, die Nachvollziehbarkeit der Ausführungen, das Auseinanderklaffen von verbaler und nonverbaler Kommunikation. An dem Misslingen, aber auch an dem Gelingen eines Gesprächs können weitaus mehr Faktoren als nur die persönlichen Beziehungen der Gesprächspartner beteiligt sein: Die äußeren Rahmenbedingungen des Gesprächs, die Erwartungen an das Gespräch, die Vorgehensweise, Absichten und Appelle können die Kommunikation empfindlich stören, aber auch fördern.

Um Störungen und Missverständnisse so früh wie möglich zu verhindern, können die Beteiligten regelmäßig aus der Metaperspektive auf ihre Kommunikation schauen. Je früher Störungen angesprochen werden, desto eher kann man sie auflösen und wieder für ein vertrauensvolles Gesprächsklima sorgen.

Metakommunikation verlangt von allen Beteiligten Mut und auch die Bereitschaft, sich selbst und den anderen kritisch wahrzunehmen und dieses einander mitzuteilen.

Es liegt nahe, schon zu Beginn eines Gesprächs kurz nach Störungen zu fragen: „Stört etwas?“ Störungen, die es schon vor oder zu Beginn des Gesprächs gibt, ziehen sich durch das Gespräch, beeinträchtigen das Gespräch und verhindern einen erfolgreichen Abschluss. Die entscheidende Frage ist dabei, ob ein Partner bereit ist und sich traut, die Störung anzusprechen. Jemand, der sich unterlegen weiß oder fühlt, wird es kaum wagen zu sagen, dass ihn etwas stört. Wenn ich meinen Gesprächspartner danach frage, kann ich es ihm erleichtern, eine Störung zu benennen. „Sagen sie es bitte, wenn Sie etwas stört?“

Insbesondere, wenn sich Störungen länger angestaut haben, ist es eigentlich nicht möglich, sie aus dem Gespräch herauszuhalten. Vor allem sind dann zunächst die Emotionen zu klären.[1] Daher kann es sinnvoll sein, zunächst „reinen Tisch“ zu machen und Ärger, Enttäuschung oder Wut Raum zu geben. Ein „reinigendes Gewitter“ kann für die weitere Kommunikation sehr befreiend sein.

Eine Störung kann während des Gesprächs bemerkt werden, aber auch erst nach dem Gespräch. Während des Gesprächs kann die Störung direkt angesprochen und geklärt werden. Zum Abschluss eines Gesprächs kann der Gesprächsverlauf noch einmal gemeinsam kurz reflektiert und bewertet werden. Störungen können immer noch geklärt werden. Jeder Gesprächspartner kann im Nachhinein für sich das Gespräch hinsichtlich übergangener Störungen überprüfen. Mitunter bemerkt man die Störung erst nach dem Gespräch. Sie kann zu Beginn des nächsten Gesprächs angesprochen werden.

FOKUSSIERUNGSMODELL

Smartphone: Der junge Patient schaut während des Gesprächs ständig auf sein Smartphone und wischt auf dem Screen mit dem Finger hin und her. Der Arzt kann wählen, wie er das anspricht:

Ich-Fokussierung	„Mich stört, dass Sie ständig auf Ihr Smartphone schauen."
Du-Fokussierung	„Fragen Sie mich." „Welche Informationen suchen Sie denn?" „Können Sie das Handy auch weglegen?" „Ohne Handy geht bei Ihnen nichts mehr."
Es-Fokussierung	„Man kann nur zuhören oder mit dem Handy agieren."
Lebenswelt-Fokussierung	„Machen Sie das zu Hause bei Ihren Eltern auch? "

Auf die Antwort des Patienten gibt es wieder sieben Möglichkeiten zu antworten; so kann das Gespräch weitergeführt werden.

[1] Fisher/Uri/Patton 2016

9.2 Wenn der Onkologe kein Therapieende setzt

Der Patient liegt mit einem nicht mehr therapierbaren Tumor auf einer Palliativstation. Aus Sicht der Palliativmediziner ist der Tumor sehr weit fortgeschritten. Eine kurative Behandlung ist ihrer Meinung nach nicht mehr indiziert, nur noch eine palliative Begleitung bis zum Versterben. Darüber ist der Patient informiert worden. Der Patient möchte jedoch noch nicht sterben und nimmt Kontakt zum Onkologen des Hauses auf. Der Onkologe untersucht den Patienten, schlägt ihm eine palliative Chemotherapie vor und möchte ihn in eine Studie aufnehmen.

Danach konfrontiert der Patient den Palliativmediziner damit, dass es für ihn ja noch eine Therapie gibt. Denn für ihn ist die palliative Chemotherapie eine kurative Chemotherapie. Darauf baut er seine (letzte) Hoffnung auf.

Die Medizin ist in viele Fachgebiete ausdifferenziert. Für die Behandlung der Patienten bedeutet die Aufsplitterung der Medizin Vor- und Nachteil zugleich. Der Vorteil besteht darin, dass die Krankheiten immer besser erforscht und damit wirkungsvollere Therapien entwickelt werden. Der Nachteil besteht darin, dass Zusammenhänge nicht mehr gesehen werden und Ärzte denselben Patienten nebeneinander oder gar gegeneinander behandeln. Ärzte wollen heilen und rivalisieren oft darin, dem Patienten immer noch etwas anzubieten.

Wer ist für das Sterben zuständig? Früher waren es eigentlich die Ärzte allgemein und Palliativmedizin gehörte zu ihren Aufgaben.[2] Ärzte haben sich allerdings auch oft verweigert und diese Aufgabe anderen überlassen, z. B. Pfarrern.

Mit der modernen Hospiz- und Palliativbewegung hat sich dies jedoch in den letzten Jahrzehnten stark verändert. Für das Sterben und die Begleitung Sterbender gibt es jetzt unter den Ärzten Spezialisten, die Palliativmediziner. 12.346 Ärzte waren im Jahr 2018 bei den Ärztekammern mit der Zusatzbezeichnung Palliativmedizin registriert. Bestrebungen gehen dahin, den Facharzt/die Fachärztin für Palliativmedizin zu etablieren. Das bedeutet in letzter Konsequenz, Palliativmediziner sind für das Sterben zuständig und die anderen Ärzte für das Heilen. Angst und Hoffnung der Patienten sind auf verschiedene Ärzte verteilt und das Sterben und die Begleitung Sterbender ist einer kleinen Gruppe von Spezialisten zugeordnet. Die einen haben immer noch was und die anderen wollen, dass der Patient sich auf das Sterben einrichtet. Der heilende Arzt spricht nicht vom Ende, bedient vielmehr die Hoffnung der Patienten und überlässt die Angst vor dem Sterben dem Kollegen aus der Palliativmedizin.

Eine ähnliche Aufteilung nehmen manche Patienten vor, wenn bei ihnen „Schulmedizin“ für ausgeschöpfte Möglichkeiten und Sterben steht und „Heiler“ mit ihren „alternativen Therapien“ für Hoffnung und Leben. Paradoxerweise leben oder profitieren ja gerade diejenigen von der Angst vor dem Sterben, die sie ausgrenzen.

9

FOKUSSIERUNGSMODELL

Palliativ und kurativ: Nach dem Gespräch mit dem Onkologen sagt der Patient zum Stationsarzt auf der Palliativstation: „Der Onkologe hat mir noch eine Chemo angeboten." Der Arzt kann wählen, wie er antwortet.

[2] Stolberg 2011

Ich-Fokussierung	„Das überrascht mich."
Du-Fokussierung	„Erzählen Sie." „Was erhoffen Sie sich von der Therapie?" „Hat er Sie auch über die Nebenwirkungen informiert?" „Sie freuen sich über diese neue Option."
Es-Fokussierung	„Onkologen neigen dazu, immer noch eine Therapie anzubieten."
Lebenswelt-Fokussierung	„Sie wollten doch mit unserer Psychoonkologin sprechen."

Auf die Antwort des Patienten gibt es wieder sieben Möglichkeiten zu antworten; so kann das Gespräch weitergeführt werden.

9.3 Verhandeln

Verhandeln mit Patienten? Nun, jeder muss jeden Tag verhandeln. Ob wir das wollen oder nicht. Verhandeln gehört zu unserem Leben wie essen und trinken. Es gibt die großen Verhandlungen, bei denen es um viel geht. Und es gibt die vielen kleinen täglichen Verhandlungen, die unseren Alltag ausmachen. Partnerschaften aller Art (Ehen, Familien, Arbeitsverhältnisse, Freundschaften) sind Situationen ständigen Verhandelns und setzen die Bereitschaft und Fähigkeit voraus, gleichzeitig mit Übereinstimmungen und Meinungsverschiedenheiten zusammen zu leben. Alles andere ist eine Atmosphäre von Herrschaft und Unterwerfung, die auf Dauer unvereinbar mit gegenseitiger Wertschätzung ist.

Auch Patienten verhandeln täglich mit ihren Angehörigen, Ärzten und Pflegekräften. Wenn sie etwas bekommen möchten, über das andere verfügen, beginnen sie zu verhandeln; z. B. darum, in ein anderes Zimmer verlegt oder für das Wochenende nach Hause entlassen zu werden.

Ärzte und Pflegekräfte, auch Angehörige, verhandeln ihrerseits ständig mit Patienten, um ihre Kenntnisse, Vorstellungen und Interessen durchzusetzen, z. B. eine PEG anzulegen oder den Patienten in ein Hospiz zu verlegen.

Alles kann zum Verhandlungsgegenstand werden: Therapeutische Maßnahmen, Verlegung auf eine andere Station oder nach Hause, der Entlassungstermin, Öffnen der Fenster, Heizung an oder aus, Umsetzung der Patientenverfügung usw. Verhandlungspartner für Patienten können auch das Schicksal, der Tod oder Gott sein. Ein *Beispiel:* Ein Architekt mit einem fortgeschrittenen metastasierten Prostatakarzinom lebt mit seiner Frau in einer über die Jahre mit Kunstwerken und Objekten gefüllten Wohnung, die voller Designermöbel und edler Exponate ist. Ein zähes Ringen und Verhandeln begann mit den Töchtern, ebenfalls Architektinnen, und der Ehefrau, über das Hereinschaffen von Hilfsmitteln, wie Toilettenstuhl und ein Pflegebett, das die Pflege für die Angehörigen leichter machen würde. Allerdings würde die Veränderung des Designs und der Architektur des Raumes allen auch die Unausweichlichkeit des bevorstehenden Endes vor Augen führen.

Zum erfolgreichen Verhandeln gehören Talent, Erfahrung, Wissen, Reflexion und Lernfähigkeit, eine Mischung aus Gefühl und Verstand. Ziel des Verhandelns sollte es sein, eigene Interessen nach der Devise: „Give-and-take" durchzusetzen und einen Kompromiss mit dem Verhandlungspartner zu finden. Aber nicht um jeden Preis. Damit überhaupt ein Interesse daran besteht, miteinander zu verhandeln, muss zuvor ein Gleichgewicht der Kräfte hergestellt werden. Es gibt – vereinfacht gesagt – drei Möglichkeiten, wie Verhandlungen ausgehen können:

- Eine Partei setzt sich durch und gewinnt; die andere muss nachgeben und verliert.
- Beide Parteien beharren darauf, ihre Interessen durchzusetzen und zu gewinnen; beide verlieren und die Verhandlungen scheitern.
- Die Parteien einigen sich auf einen Kompromiss, mit dem beide zufrieden sind und leben können; sie gewinnen nicht maximal, sondern optimal.

Die Kunst des Verhandelns besteht vor allem im Gespür für einen günstigen Zeitpunkt, in der Fähigkeit und Bereitschaft, sich in den anderen hineinzudenken, und im Einsetzen von effizienten Verhandlungstechniken. Es sind Fragen zu beantworten wie:

- Zu welchem Zeitpunkt soll man überhaupt verhandeln?
- Wann ist es besser zu warten, wann zu fordern, wann zuzuhören?
- Was geht in meinem Verhandlungspartner vor?
- Was für Interessen hat er wirklich?
- Welche Hoffnungen und Ängste bewegen ihn? Was ist er bereit zu riskieren?
- Wie groß ist seine Widerstandskraft?
- Welche Verhandlungstechniken stehen mir zu Verfügung?
- Welche kennt und nutzt mein Verhandlungspartner?

Zu Beginn der Verhandlungen sollte ich für mich geklärt haben, was ich in der Sache zu tun bereit bin und was nicht. Anzubieten sind dem Verhandlungspartner Kooperation und Kompromisse. Falls der andere nicht seinerseits einen Kompromiss vorschlägt, ist wieder auf die eigenen maximalen Forderungen zurückzugehen. Bietet der andere nun doch einen Kompromiss an, muss man selbst zum eigenen Kompromissvorschlag zurückkehren, ohne dem anderen Vorhaltungen zu machen.

Sieben Grundsätze sollten Verhandelnde leiten:[3]

- Unterscheide zwischen dem Problem und dem Menschen, der dahintersteht.
- Konzentriere Dich auf seine Interessen, nicht auf seine offiziellen Positionen.
- Suche eine Schnittmenge, auf die sich beide Partner einigen können.
- Entwickle die größtmögliche Zahl von beidseitig akzeptablen Lösungen.
- Biete auch anderes an, wofür sich der Partner noch interessieren könnte, um mehrere Interessen miteinander verbinden zu können.
- Entscheide später.
- Bestehe darauf, gemeinsam messbare Kriterien zu bestimmen, damit beide die Umsetzung des Vertrages nachvollziehen können.

Auf einen wiederholten Wortbruch muss man reagieren, nicht nur damit drohen, sonst trägt man selbst zur Verlängerung beziehungsweise auch zur Verschärfung des Streits bei. Ohne angemessene Sanktionen wächst der Anspruch des Vertragsbrechers nur noch. Die Anwendung des Prinzips „Auge um Auge, Zahn um Zahn“ sollte in der alttestamentlichen Welt die Eskalation eines Konfliktes verhindern: Wenn ein Zahn ausgeschlagen wurde, dann durfte als Sanktion auch nur ein Zahn ausgeschlagen werden, keine zwei Zähne. Zwei Zähne auszuschlagen, wäre maßlos und würde die Eskalation des Streits provozieren.

Wenn jemand seine Forderung ganz durchsetzen will, zwingt er den anderen in die Verliererrolle. An maximalen Forderungen festhalten im Sinne von „Ich habe recht – Du hast unrecht“ ist eine Kampfansage. Wenn keine Seite bereit ist nachzugeben, kommt es zum offenen Kampf und im Extremfall zum Krieg (zum Ehekrieg, Krieg in der Familie,

[3] Fisher/Ury/Patton 2016

Krieg in der Klinik usw.). *„Der Krieg ist nichts als ein erweiterter Zweikampf. … Jeder sucht den anderen durch physische Gewalt zur Erfüllung seines Willens zu zwingen; sein nächster Zweck ist es, den Gegner niederzuwerfen und dadurch zu jedem ferneren Widerstand unfähig zu machen. Der Krieg ist also ein Akt der Gewalt, um den Gegner zur Erfüllung unseres Willens zu zwingen."*[4]

Schnelle Entscheidungen herbeizuführen ist gegen die Praxis und gegen die Kultur der Verhandlung. Man braucht Zeit, Gefühl und die Bereitschaft, länger in einer Schwebezone zu verbleiben, damit nicht zu schnell eine Vereinbarung getroffen wird.

Gegen die Kultur von Verhandlungen ist es, wenn Verhandlungspartner unfaire Druckmittel einsetzen und versuchen, den anderen ausgeklügelt zu erpressen. Erpressungen können kurzfristig erfolgreich sein, aber langfristig vergiften sie Beziehungen.

FOKUSSIERUNGSMODELL

Kein Pflegebett: Die Töchter eines sterbenskranken pflegebedürftigen Architekten verweigern, dass ein Pflegebett in die mit Kunstwerken gefüllte Wohnung kommt: „Ein Pflegebett passt nicht in die schöne Wohnung unseres Vaters." Die Pflegefachkraft hält das für notwendig und kann wählen, was sie sagt.

Ich-Fokussierung	„Das sehe ich anders."
Du-Fokussierung	„Erzählen Sie von dem Leben in der schönen Wohnung." „Inwiefern passt es nicht hinein?" „Übernehmen Sie dann die Pflege?" „Sie befürchten, dass dadurch die schöne Welt zerstört wird?"
Es-Fokussierung	„Ein Pflegebett erleichtert die Pflege enorm."
Lebenswelt-Fokussierung	„Fragen wir doch Ihren Vater."

Auf die Antwort der Tochter gibt es wieder sieben Möglichkeiten zu antworten; so kann das Gespräch weitergeführt werden.

9.4 Darf man Dolmetschern vertrauen?

Menschen aus anderen Kulturen der Welt gehören heute zu den Patienten in Arztpraxen und Kliniken.[5] Wenn der Patient eine Sprache spricht, die der Arzt und die Pflegefachkräfte nicht verstehen, ist jemand gefragt, der die Sprache versteht und übersetzt, ein Dolmetscher. Das gilt für Fremdsprachen, Dialekte und auch für Sprechstörungen. Ein Arzt, der von den friesischen Inseln stammt, wird die Kranke aus dem tiefen Niederbayern in ihrem Dialekt kaum verstehen. Umgekehrt kann es auch sein, dass der Patient den Arzt nicht versteht.

„Nun hatte ich fünf Jahre lang Griechisch, und es hat mir gar nichts genützt; die medizinischen Fremdwörter musste ich mir … übersetzen lassen. Wer es sich übersetzt oder übersetzen lassen will, sieht ziemlich rasch, wie es steht."[6] Allgemeinärzte sind oft gefordert, den Patienten zu übersetzen, was in dem Arztbrief aus der Klinik steht.

---

4 Von Clausewitz 1980, S. 17

5 Meyerscough/Ford 2001

6 Noll 2005, S. 52

In großen Kliniken sind professionelle Dolmetscher angestellt; mitunter übersetzen auch ehrenamtliche Dolmetscher. Zumeist dolmetschen jedoch Angehörige oder Bekannte der Patienten. Bei älteren Kranken aus Familien mit Migrationshintergrund übersetzen zumeist die Kinder, die in Deutschland mehrsprachig aufgewachsen und zur Schule gegangen sind.

Der Dolmetscher ermöglicht zwischen zwei Gesprächspartnern mit unterschiedlichen Ausgangssprachen eine verbale Verständigung. Dolmetscher stellen für Patienten auch Heimat dar, vermittelt durch Muttersprache und Kulturkenntnis.

Beim Dolmetschen wird nicht nur wörtlich übersetzt, sondern immer auch interpretiert. Dolmetscher können die Verständigung erleichtern, aber auch erschweren. Wie kann man kontrollieren, ob das übersetzt worden ist, was wirklich gesagt worden ist? Tür und Tor sind offen für Interpretationen, auch für Missverständnisse und Manipulationen jeder Art. In der konkreten Situation fehlt ja jemand, der die Wahrhaftigkeit der Übersetzung überprüfen kann. Die Reaktionen des Patienten auf die Übersetzung können bisweilen anzeigen, wie der übersetzte Text aufgenommen wird. Passen Mimik, Stimme und Gestik des Patienten als Reaktion auf die zu übermittelnde Nachricht?

Dolmetscher werden durch die Übersetzung persönlich berührt, auch sie sind keine Maschinen. Ihnen kann es schwerfallen, die infauste Diagnose für ihre Mutter zu übersetzen. Deshalb übersetzen sie falsch, beschönigen oder lügen.

Dolmetscher sollten auf das Überbringen einer infausten Prognose oder anderer schlechter Nachrichten vorbereitet und persönlich begleitet werden; sie könnten Co-Patienten sein.

FOKUSSIERUNGSMODELL

Dolmetschen: Eine ältere türkische Patientin versteht kein Deutsch und der behandelnde Arzt versteht kein Türkisch. Der Arzt muss ihr dennoch mitteilen, dass sie an einem Mammakarzinom leidet. Der 20-jährige Sohn der Patientin bietet sich an zu dolmetschen: „Ich werde Mama alles übersetzen." Der Arzt kann ihn dann ansprechen:

Ich-Fokussierung	„Ich danke Ihnen, dass Sie die schwere Aufgabe übernehmen."
Du-Fokussierung	„Erzählen Sie mir von sich und Ihrer Mutter." „Wie geht es ihnen mit der schlimmen Nachricht?" „Haben Sie ein Vertrauensverhältnis zu Ihrer Mutter?" „Sie wirken gerade sehr tapfer."
Es-Fokussierung	„Das Überbringen schlechter Nachrichten fällt jedem schwer."
Lebenswelt-Fokussierung	„Wer kann Sie in der Familie unterstützen? Ihre Schwester?"

Auf die Antwort des Sohnes gibt es wieder sieben Möglichkeiten zu antworten; so kann das Gespräch weitergeführt werden.

9.5 Tabus sind nur bedingt zu respektieren

Immer wieder kommt es vor, dass etwas tabuisiert wird. Dann darf über bestimmte Menschen, Vorkommnisse oder Themen nicht gesprochen werden. Manchmal wird das Verbot ausdrücklich gefordert, manchmal besteht es einfach und wird still respektiert.

Das passiert in Familien, Organisationen und in der Gesellschaft. Auch Patienten können etwas tabuisieren. Der Name von bestimmten Angehörigen darf nicht genannt oder der Streit in der Familie darf nicht angesprochen werden. Angehörige können ebenfalls darauf bestehen, dass über bestimmte Dinge nicht gesprochen wird. Mit der Mutter darf nicht über ihre lebensbedrohliche Situation gesprochen werden. Das Suchtverhalten des Vaters wird negiert. Die wirtschaftliche Not wird totgeschwiegen.

Nicht nur Patienten und Angehörige errichten Tabus. Auch auf einer Station oder in einem Pflegeheim kann es eine unausgesprochene Übereinkunft darin geben, worüber mit Patienten oder Bewohner gesprochen oder nicht gesprochen werden darf, z. B. über Sterben und Tod. Das Tabu heißt: „Bei uns stirbt niemand". Es gibt Abteilungen in Kliniken, für die das Thema Sterben und Tod gesperrt ist. Alle kennen das Tabu und sie richten sich danach, ohne dass es ausdrücklich angeordnet wird.

Die Tabuzone kann ausgeweitet sein: Angehörige lehnen den Besuch des Pfarrers oder der Hospizbegleiterin ab. Durch ihr Kommen könnte das Tabu gebrochen und an die Nähe des Todes erinnert werden. Entfernte Angehörige dürfen nicht kommen, weil ihr Besuch den Sterbenskranken „hellhörig" machen könnte. Pflegefachkräfte von Sozialstationen berichten, dass sie von Angehörigen gebeten werden, beim Hausbesuch nicht vor ihrem Haus zu parken. Niemand soll merken, dass sie in Not sind. Der Palliativarzt darf beim Aufnahmegespräch des Patienten das Wort „palliativ" nicht in den Mund nehmen.

Wer schützt wen mit dem Tabu? Tabus zeigen für gewöhnlich, dass diejenigen, die das Tabu errichten oder pflegen, sich weigern, über die wirkliche Situation zu sprechen. Aus welchen Gründen auch immer. Aus Furcht vor der Wahrheit? Um sich zu schützen? Um niemanden zu beschämen?

Darf man ein Tabu brechen? Muss man es sogar ignorieren? Mit Tabus kann man die Wirklichkeit nicht aufheben oder beseitigen. Tabus verstärken vielmehr die Bedeutung des tabuisierten Themas. Wenn die gefährliche Situation von Patienten tabuisiert wird, führt das zumeist zur Einsamkeit der Patienten. Sie erleben ja, wie es um sie steht. Weil ihre Lebensbedrohung ihr Thema schlechthin ist, werden sie sich vermutlich nicht an das Tabu halten, sobald man sie auf ihre Lage behutsam anspricht. Eine einfühlsame Enttabuisierung kann von unglaublichen Lasten befreien und zugleich beleben.

FOKUSSIERUNGSMODELL

Die Mutter trinkt: Der Arzt hat dem Sohn der Patientin auf der Intensivstation mitgeteilt, dass sie an einer Leberzirrhose verstirbt; als Folge einer langjährigen Suchterkrankung. Der Sohn reagiert erstaunt: „Ich habe meine Mutter nie betrunken gesehen." Der Arzt kann bei seiner Antwort wählen.

Ich-Fokussierung	„Ich erlebe so etwas öfters."
Du-Fokussierung	„Erzählen Sie von Ihrer Mutter." „Welche Rolle hat denn Alkohol in Ihrer Familie gespielt?" „Ist Ihnen wirklich nichts aufgefallen?" „Das macht Sie jetzt traurig und beschämt Sie."
Es-Fokussierung	„Frauen trinken, ohne dass es ihre Umgebung merkt."
Lebenswelt-Fokussierung	„Was weiß Ihr Vater von den Geheimnissen Ihrer Mutter?"

Auf die Antwort des Sohnes gibt es wieder sieben Möglichkeiten zu antworten; so kann das Gespräch weitergeführt werden.

9.6 Humor kann etwas Befreiendes haben

In manchen Kliniken besuchen Klinikclowns die Patienten. Die Besucher mit den roten Nasen möchten Abwechslung, Heiterkeit, Spaß und Lebensfreude in die Krankenzimmer bringen. Sie sind von der Kraft des Humors überzeugt. Gerade deswegen müssen sie sich immer neu fragen: Welche Clownerie, welche Komik und welcher Humor können diesen Patienten, den wir gerade besuchen, aufmuntern?

Humor ist *„die Gabe eines Menschen, der Unzulänglichkeit der Welt und der Menschen, den Schwierigkeiten und den Missgeschicken des Alltags mit heiterer Gelassenheit zu begegnen."*[7] Humor ist, wenn man trotzdem lacht, heißt ein geflügeltes Wort. Betrachtet man dieses „trotzdem" näher, dann verbindet Humor *Schwäche und Stärke.*[8] In Lebensgefahr drückt Humor eine wenn auch noch so kleine Hoffnung, die Gefahr zu überwinden, aus. In diesem Humor steckt der optimistische Hinweis, dass man sich der Situation nicht ohne Widerstand ausliefert, wie die sterbenskranke Journalistin Picardie mit ihrer E-Mail an eine Freundin bezeugt: *„Ich hoffe, Dich auch aus dem Grab weiter mit E-Mails versorgen zu können."*[9]

Humor von Patienten hat etwas Befreiendes, auch wenn er im Angesicht des Todes oft Galgenhumor ist. *„Es ist natürlich vor allem Galgenhumor. Aber besser Galgenhumor als diese Depressivität."*[10] Ein Meister des Galgenhumors war Robert Gernhardt. Als er selbst herz- und krebskrank war, hat er in vielen Gedichten seine Situation und sein Erleben beschrieben, humorvoll bis sarkastisch. Ein Beispiel:[11]

FRAGE UND ANTWORT
„Warum muss das alles sein?"
Wer so fragt? Das arme Schwein.
Was das kluge Schwein erwidert?
„Robert, wirst halt ausgegliedert."

„Komisch sein" und „Humor" unterscheiden sich: Komik trägt die Heiterkeit nach außen – durch das Erzählen eines Witzes, eines Spruchs oder einer lustigen Anekdote. Worte, Gesten und Situationen können komisch wirken, Gelächter und Heiterkeit hervorrufen. Doch nicht jeder kann über jeden Witz lachen. Ein Witz kann völlig unpassend sein, sogar verletzen.

Komik braucht Publikum, Humor dagegen nicht. Humorvoll zu sein, hat wenig mit Erzählen von Witzen zu tun. Humor ist eine Grundhaltung zum Leben und richtet sich nach innen, indem man sich selbst und die Umstände nicht ganz so ernst nimmt, wie sie sind. Humor verbindet und besitzt die Fähigkeit, andere Menschen zum Schmunzeln oder zum Lachen zu bringen, oder selbst problematischen Situationen noch irgendeinen lustigen Aspekt abzugewinnen. Damit kann Humor helfen, Konflikte zu lösen. Er bringt uns allenfalls ein bisschen zum Schmunzeln. Man könnte auch sagen: Humor ist die Kunst, sich selbst und seine Probleme nicht so wichtig zu nehmen. Deshalb werden humorvolle Menschen so geschätzt.

7 Duden Herkunftswörterbuch 2000, S. 349
8 Gernhardt 2006
9 Picardie 2007, S. 89
10 Schlingensief 2010, S. 79
11 Gernhardt 2006, S. 19

Manchmal ist allein die Situation so komisch, kurios oder manchmal auch peinlich, dass man laut loslachen könnte, selbst dann, wenn es eigentlich nichts mehr zum Lachen gibt. Ein beliebtes Mittel für Humor sind Widersprüche, unerwartete Wendungen und Überraschungen. Es wird die typische Erwartung ausgelassen, um einen lustigen Effekt zu erzielen, eine Pointe als Widerspruch gesetzt.

Humor kann auch eine Flucht aus der Verzweiflung sein. Typische Einlassungen sind dann: „Wenigstens haben wir …“ oder: „Immerhin besser als …“ Humor nimmt nichts vom Ernst der Lage, aber er kann sie erträglicher und menschlicher machen. In ausweglosen Situationen kann Lachen ein willkommener Hebel sein, um für einen Moment sich von dem zu befreien, was drückt und weh tut.

FOKUSSIERUNGSMODELL

Klinikclowns: Der sterbenskranke Patient hat über die kleine Show der Klinikclowns gelacht und sagt danach zum Arzt: „Wenigstens kann ich noch lachen." Der Arzt kann wählen, wie er damit umgeht.

Ich-Fokussierung	„Ich fand die Clowns auch gut."
Du-Fokussierung	„Erzählen Sie." „Worüber mussten Sie denn am meisten lachen?" „Haben Sie befürchtet, es würde Ihnen vergehen?" „Darüber freuen Sie sich."
Es-Fokussierung	„Humor hat etwas Befreiendes."
Lebenswelt-Fokussierung	„Lacht man in Ihrer Familie gern?"

Auf die Antwort des Patienten gibt es wieder sieben Möglichkeiten zu antworten; so kann das Gespräch weitergeführt werden.

KAPITEL

10 Angehörige, Familie

10.1 Angst und Hoffnung können in der Familie aufgeteilt sein

Angehörige von Schwer- und Sterbenskranken sind eng mit ihren Patienten und deren lebensbedrohlicher Erkrankung verbunden. Durch diese schicksalhafte Verbindung ist auch ihr bisheriges Leben bedroht. Insofern sind sie Teilhaber, Mitduldende, Mitleidende, also kurz: Co-Patienten. Je intensiver und herzlicher die Mitglieder der Familie des Sterbenskranken miteinander und mit dem Patienten verbunden sind, desto stärker wird die ganze Familie zum Co-Patienten.

Mit der Erkrankung des Patienten beginnt auch für alle, die zu ihm gehören, ein Leben in der Schwebe und ein Kampf gegen den Tod. Nahe Angehörige wie Ehepartner und Kinder sind selbstverständlich stärker betroffen als entfernte Angehörige. In jedem Fall wirkt sich die lebensbedrohliche Erkrankung sowohl auf den Alltag eines jeden Einzelnen als auch auf den Alltag der gesamten Familie und das Zusammenspiel aller Beteiligten aus.

Nicht nur der Patient hat Angst vor dem Sterben und hofft, dass er noch nicht sterben muss. Auch jedes Mitglied seiner Lebensgemeinschaft hat Angst und Hoffnung. Angst um das Leben des Patienten und vor den Veränderungen im eigenen Leben. Hoffnung, dass es nicht so kommt wie befürchtet und dass alles doch noch gut wird. Selbstverständlich kann es auch anders sein: Dann erhoffen Angehörige nur den baldigen Tod des Patienten.

Vielfach spüren Angehörige einen inneren Zwang: Sie müssen dem Sterbenskranken Hoffnung vermitteln, ihn aufbauen. Deshalb strengen sie sich fortgesetzt an, ihm Mut zu machen, seine Sorgen zu beschwichtigen und von seinem Leiden abzulenken: „Denk doch mal positiv. Wir schaffen das schon."

Fürsorgliche Angehörige tun alles, um das Unheil abzuwenden. Das kann dazu führen, dass die Bedürfnisse des Patienten nicht wahrgenommen werden. Ein sterbenskranker Arzt bat seinen Arzt, ein ernstes Wort mit seinen Söhnen, drei Ärzten, zu sprechen. Sie sollten endlich aufhören, in der ganzen Welt nach rettenden Therapien für ihn zu suchen. Stattdessen sollten sie mit ihm über seine Beerdigung sprechen.

Angehörige suchen nach den besten Ärzten, beantragen Kuren, setzen Heilmittel aller Art ein und recherchieren neue Behandlungsmethoden. Skeptische Angehörige verfolgen und dokumentieren die Behandlung in der Klinik argwöhnisch, kontrollieren jede Aktion der Ärzte und Pflegekräfte und hinterfragen sie. Solch ein Aktionismus kann Angehörige nicht nur zum Ärgernis für Ärzte und Pflegekräfte werden lassen, sondern dem Patienten kann durch den Aktivismus das Gespräch über seine Angst verwehrt werden.

So kann es passieren, dass der Patient in der Klinik dauernd von seiner Angst und die Ehefrau z. B. nur von ihrer Hoffnung spricht. Oder auch umgekehrt: Der Patient spricht dauernd von seiner Hoffnung und seine Ehefrau nur von ihrer Angst. Angst und Hoffnung sind dann jeweils auf die Ehepartner verteilt. Angst und Hoffnung sind dann zwar individuell aufgeteilt, gehören aber interpersonal zusammen. Die Kommunikation des Ehepaars funktioniert nach der Angst-und-Hoffnung-Balance: Je mehr die Ehefrau von ihrer Hoffnung spricht, desto mehr spricht der Patient von seiner Angst. Dadurch besteht die Gefahr gegenseitiger Entfremdung. Eine Aufklärung über ihre Aufteilung von Angst und Hoffnung kann sie wieder zusammenführen, indem dann beide von ihrer Angst und Hoffnung sprechen und die Spannung gemeinsam aushalten.

Angst und Hoffnung können auch bei Gesprächen innerhalb einer Familie aufgeteilt sein. Der Ehemann äußert nur noch Angst um seine Frau, fast panisch ist er von seiner Angst erfasst. Und die beiden Kinder sprechen nur von ihrer Hoffnung, dass die Chemotherapie doch wirkt. Sie können die Angst ihres Vaters nicht ertragen. Eine solche Aufteilung von Angst und Hoffnung kann zu erheblichen Spannungen in einer Familie führen und sich zu heftigem Streit unter den Familienmitgliedern aufschaukeln. Zumal die Verteilung von Angst und Hoffnung auch das Verhalten und das Handeln der Familienmitglieder bestimmt. Auch hier könnte eine Aufklärung über die Zusammenhänge entlasten.

FOKUSSIERUNGSMODELL

Positiv denken: Der Patient beklagt sich beim Arzt, dass seine Tochter ständig zu ihm sagt, er solle positiv denken und mehr essen. Der Arzt kann wählen, wie er antwortet:

Ich-Fokussierung	„Das finde ich auch nicht gut."
Du-Fokussierung	„Erzählen Sie mir von Ihrer Tochter." „Was stört Sie daran?" „Möchten Sie mit ihr auch über Ihre Angst sprechen?" „Sie fühlen sich von ihr stark bedrängt?"
Es-Fokussierung	„Niemand redet gern übers Sterben."
Lebenswelt-Fokussierung	„Was ist mit Ihrer anderen Tochter?"

Auf die Antwort des Patienten gibt es wieder sieben Möglichkeiten zu antworten; so kann das Gespräch weitergeführt werden.

10.2 Was bei Gesprächen mit Familien zu beachten ist

10

Immer häufiger wünschen Patienten, dass ihre Angehörigen bei den Gesprächen mit den Ärzten und Pflegekräften dabei sind. Und auch Angehörige wollen immer stärker in das Geschehen einbezogen werden. Sie möchten zusammen und dabei sein, wenn die Diagnose mitgeteilt und über Aussichten und die Therapie aufgeklärt wird, wichtige Entscheidungen zu treffen oder Konflikte zu klären sind. Ärzte und Pflegekräfte können ihrerseits auch daran interessiert sein, mit den Familienangehörigen und dem Patienten gemeinsam zu sprechen, um z. B. die Familie mit in die Behandlung und Begleitung besser einzubeziehen oder Streit unter den Angehörigen oder mit dem Patienten zu vermeiden.

Normalerweise kommt nicht die ganze Familie des Patienten ins Krankenhaus, Altenheim oder Hospiz. In der Regel sind es nur wenige Familienmitglieder, z. B. der Ehepartner und eine Tochter oder ein Sohn. Selten erscheinen mehr als drei Personen. Das Interesse der einzelnen Familienmitglieder an dem Patienten entscheidet, ob sie an dem Gespräch teilnehmen und wie sie teilnehmen. Die gegenseitigen – ausgesprochenen oder stillen – Erwartungen und Vorbehalte bestimmen das Gesprächsklima. Familiengespräche am und um das Krankenbett sind im Prinzip geleitete Gruppengespräche und keine Familientherapie oder Familienbehandlung.

Der Arzt oder die Pflegekraft kann ein Treffen, an dem der Patient und die Angehörigen gemeinsam teilnehmen, spontan arrangieren. Es kann aber auch zu einem bestimmten Termin ins Krankenzimmer, Arztzimmer oder in einen anderen Raum eingeladen werden. Wenn der Patient dabei ist, ist er in jedem Fall im Mittelpunkt des Gespräches. Der Arzt oder die Pflegekraft sitzt möglichst an seiner Seite. Ihm gilt in jedem Fall die Aufmerksamkeit. Die Art und Weise, wie er in seine Familie integriert ist, kann sich sehr schnell an der Sitzordnung und den Gesprächsbeiträgen zeigen.

Der Arzt oder die Pflegekraft leitet das Familiengespräch und ist auch verantwortlich für die Organisation und die Strukturierung des Gesprächs. Psychologen und Seelsorger können auch Familiengespräche leiten, aber keine medizinischen Aufklärungsgespräche.

In einem Familiengespräch werden alle Anwesenden aktiv mit einbezogen. Die Leitung spricht sie nacheinander einzeln und persönlich an, fragt nach ihrem Befinden und initiiert auch das Gespräch untereinander, sowohl zu Beginn als auch während und zum Abschluss des Gesprächs. Die Anwesenden sind als Co-Patienten zu behandeln, nicht als Co-Therapeuten. Das gilt auch, vielleicht sogar gerade dann, wenn die Angehörigen medizinische Berufe haben.

Allgemein besteht die Gefahr, dass über den Patienten oder an ihm vorbeigeredet wird. Einzelne Familienmitglieder können sich in den Vordergrund drängen. Die Leitung sollte wie ein „Schutzengel" für den Patienten sein und streng darauf achten, dass es zunächst um ihn und erst in zweiter Linie um die Angehörigen geht.

Wenn schlechte Nachrichten mitgeteilt werden, reagieren der Patient und die Angehörigen spontan und denken zunächst an sich und an das, was die Nachricht für sie persönlich bedeutet. Das äußern sie auf Nachfrage und je nach Temperament: „Ich kann das nicht glauben", oder: „Wenn du nicht mehr da bist, fällt unsere ganze Familie auseinander". Erst allmählich können sie sich wieder dem Patienten zuwenden und realisieren, was die Diagnose für ihn und sein Leben bedeutet. Auch wenn Einzelne sehr aufgewühlt reagieren, sollte die Aufmerksamkeit primär beim Patienten und seiner Reaktion bleiben. Weder die Leitung noch Familienmitglieder sollten ihn mit Fragen, Informationen, Ratschlägen überfluten. Die Familienmitglieder sollten angeregt werden, einander Ängste und Hoffnungen so mitzuteilen, dass sie sich miteinander verbunden wissen und einander und den Patienten unterstützen.

Eine *spezielle Situation* ist gegeben, wenn Ärzte und Pflegekräfte *Patienten zu Hause* besuchen. Dann wird der Patient in der Regel zusammen mit seinen Angehörigen angetroffen. Hier kommt den Angehörigen vorrangig die Aufgabe zu, ihn zu versorgen und zu begleiten. Für diese Aufgaben sind sie anzuleiten. Sie selbst erhalten ebenfalls die Möglichkeit, sich im Gespräch mit den Ärzten und Pflegekräften zu entlasten und Unterstützung zu holen. Ärzte und Pflegekräfte sind dort nicht nur Gast, sondern sind in gewisser Weise sogar Eindringlinge: Sie bekommen Vieles von dem Patienten und seiner Lebenssituation mit, was sie sonst nicht erfahren würden. Dann geht es oft nicht mehr nur um medizinische Fragen oder Pflegeprobleme, sondern überhaupt um eine angemessene Versorgung des Patienten.

FOKUSSIERUNGSMODELL

Ein Familiengespräch: Die Patientin wird von ihrer Tochter und ihrem Schwiegersohn begleitet, als der Arzt ihr mitteilt, dass sie ein inoperables Magenkarzinom hat. Sie sagt: „Das habe ich befürchtet." Der Arzt spricht zunächst die Patientin an:

Ich-Fokussierung	„Ich hätte Ihnen gern eine gute Nachricht gebracht."
Du-Fokussierung	„Erzählen Sie von Ihren Befürchtungen." „Was möchten Sie noch wissen?" „Sie sind nicht überrascht?" „Trotzdem ist es ganz schlimm für Sie."
Es-Fokussierung	„Patienten spüren oft, was mit ihnen ist."
Lebenswelt-Fokussierung	„Möchten Sie hören, wie es Ihrer Familie damit geht?"

Danach: Nacheinander werden die Tochter und der Schwiegersohn gebeten, der Patientin zu sagen, was sie gerade bewegt. Ausweichende Sachfragen werden zunächst unterbunden.

Ich-Fokussierung	„Ich bitte Sie zu sprechen."
Du-Fokussierung	„Teilen Sie bitte mit, was Sie bewegt." „Was möchten Sie Ihrer Mutter sagen?" „Sie sind geschockt?"
Es-Fokussierung	„Die Gemeinschaft ist jetzt eine große Hilfe."
Lebenswelt-Fokussierung	„Unsere Psychoonkologin könnte Sie begleiten."

Auf die Antworten gibt es wieder sieben Möglichkeiten zu antworten; so kann das Gespräch weitergeführt werden.

10.3 „Niemand hat uns gesagt, wie schlimm es ist!"

Nicht selten klagen Angehörige eines sterbenskranken Patienten: „Niemand hat uns gesagt, wie schlimm es ist!" oder „Vom Sterben hat keiner gesprochen!" Wie kann es zu solchen Feststellungen, die zugleich Vorwürfe sind, kommen? Und wie damit umgehen? Angehörige sind Co-Patienten, die sich auch gegen das Sterben ihrer Angehörigen wehren. Das ist bei einem Gespräch mit ihnen zu berücksichtigen.

Zunächst gilt aber: Ein Arzt ist dazu verpflichtet, Patienten über Diagnose, Prognose, Medikation, Therapie, Prophylaxe sowie vor jedem invasiven Eingriff ausreichend, zeitgerecht und verständlich aufzuklären (§§ 630 a ff. BGB). Der Patient ist vor allem über allgemeine Risiken und Erfolgsaussichten der Therapie, eingriffsspezifische Risiken, aber auch alternative Methoden zu informieren. Auch über bisher nicht besprochene Erweiterungen oder Modifikationen eines Eingriffs ist der Patient im Vorfeld in Kenntnis zu setzen. Sollte ein Patient auf die Aufklärung über Einzelheiten des Verlaufs und der Risiken ärztlicher Behandlungen und Eingriffe verzichten, so muss dies vom Arzt eigens dokumentiert werden.

Eine Verpflichtung für den Arzt, Angehörige über die Situation des Patienten aufzuklären und sie zu informieren, gibt es nicht. Das ist grundsätzlich auch nur mit der Zustimmung des Patienten erlaubt; im Krisenfall beim Vorliegen einer Betreuungs- oder Vorsorgevollmacht.

Offen ist, wie der Arzt im konkreten Fall informiert und aufklärt hat. Was hat er gesagt? Wie wahrhaftig ist er?

Bei einer *Studie* der Universität Chicago wurde untersucht, *wie wahrhaftig Ärzte bei der Mitteilung von Prognosen bezüglich der Krebserkrankung gegenüber den Patienten sind.* Dabei stellte sich heraus, dass die explizit von den Patienten nach ihrer Prognose befragten Ärzte in 22 % der Fälle gar keine Angaben gemacht, in 37 % die ihrer Meinung nach realistische Prognose mitgeteilt und in 40 % dem Patienten eine andere Einschätzung als die ihrer eigenen Überzeugung zutreffende genannt haben. Dabei wurde die Prognose meistens optimistischer formuliert, als sie war. Ältere Patienten erhielten häufiger realistische Prognosen als jüngere Patienten.[1] Insofern kann es durchaus zutreffen, dass der Arzt nicht oder nur unzureichend darüber aufgeklärt hat, „wie es ist".

Fraglich ist es natürlich, wie der Patient mit den Aussagen des Arztes und gegebenenfalls mit den Aussagen mehrerer behandelnder Ärzte umgeht. Was hat er verstanden? Woran erinnert er sich? Wen informiert er darüber? Was gibt er weiter? Was verschweigt er?

Wenn Angehörige behaupten, nicht informiert worden zu sein, ist zu fragen: Durfte oder sollte der Arzt sie informieren? Hat er informiert? Was hat er den Angehörigen gesagt? Hat er überprüft, was sie verstanden haben? Was haben sie behalten? Was blenden sie aus? Wen möchten sie schonen?

Eindeutig ist es also nicht, wie es zu der Feststellung und dem Vorwurf kommen kann: „Niemand hat uns gesagt, wie schlimm es ist!" In der Tat könnte nicht oder nur unzureichend aufgeklärt worden sein. Es kann aber auch sein, dass die Angehörigen sich gegen die Realität wehren und ihre Augen und Ohren verschlossen waren. Vielfältig sind die Möglichkeiten, damit umzugehen. Eine Rechtfertigung des Arztes „Wir haben Sie aber aufgeklärt!" führt vermutlich nur zu einem Streitgespräch. Es bietet sich ein Du-fokussiertes Gespräch an.

FOKUSSIERUNGSMODELL

Nicht aufgeklärt: Die Tochter einer Patientin weint und klagt bei ihrer Hausärztin: „Niemand hat uns gesagt, wie schlimm es ist!" Die Ärztin kann wählen, wie sie antwortet.

Ich-Fokussierung	„Das glaube ich nicht."
Du-Fokussierung	„Erzählen Sie mir von Ihrer Mutter." „Worüber hat denn Ihre Mutter mit Ihnen gesprochen?" „Haben Sie den Klinikbericht nicht gelesen?" „Sie sorgen sich um ihre Mutter."
Es-Fokussierung	„In den Kliniken kommt das schon mal vor."
Lebenswelt-Fokussierung	„Was weiß denn Ihr Vater?"

Auf die Antwort der Patientin gibt es wieder sieben Möglichkeiten zu antworten; so kann das Gespräch weitergeführt werden.

[1] Lamont et al. 2001

10.4 „Sie dürfen Vater nicht die Wahrheit sagen!"

Herr Münster liegt allein in einem Zweibettzimmer einer internistischen Station. Er ist 72 Jahre alt, verheiratet und hat zwei verheiratete Töchter. Er leidet an einer chronisch-myeloischen Leukämie (CML) im fortgeschrittenen Stadium. Die gleichaltrige Ehefrau und beide Töchter kommen regelmäßig zu Besuch. Sie wissen vom Arzt, dass ihr Mann beziehungsweise Vater bald sterben muss, doch bis jetzt haben sie mit dem Patienten nicht über diese Wahrheit gesprochen, sie haben sogar ausdrücklich darum gebeten, dass auf Station mit ihm nicht über Sterben und Tod gesprochen wird. Er könne diese schreckliche Nachricht nicht ertragen. Der Patient seinerseits weiß, dass er bald sterben muss, und spricht darüber auch mit den Pflegekräften und der Stationsärztin. Er wolle seine Angehörigen aber schonen und spreche deswegen nicht mit ihnen darüber.

Manche Angehörigen bedrängen den behandelnden Arzt oder die Pflegekraft mit dem Satz: „Sie dürfen Vater nicht die Wahrheit sagen!" Was kann hinter so einer Aufforderung stecken? Die Angst, der Vater könnte daran zerbrechen? Die Angst vor dem Zusammensein mit dem Vater danach? Es wird übersehen beziehungsweise ausgeblendet, dass der Vater seine Lebensbedrohung selbst kennen wird, schließlich erlebt er sie und ist nicht dumm. Ist es der Wunsch der Angehörigen, noch ein paar ungetrübte Tage ohne „die Wahrheit" mit ihm zu verbringen?

Der Wunsch kann auch darüber etwas aussagen, wie in der Familie mit der lebensbedrohlichen Erkrankung umgegangen wird. Sie ist ein Tabu. Man schont sich und den Patienten. Zugleich bevormunden die Angehörigen ihn, indem sie in die Behandlung des Arztes eingreifen.

Wie kann man damit umgehen? Man kann mit den Angehörigen über den Patienten sprechen, sie über dessen Kenntnis der Krankheit, seine Belastbarkeit, seine Wünsche usw. aufklären. Auch nur dann, wenn der Patient dem zuvor zugestimmt hat. Man kann einen Vortrag darüber halten, dass sterbenskranke Patienten in der Regel ihre bedrohliche Lage kennen. Die Wirkungen der Erkrankung und die Nebenwirkungen der Therapien sprechen eine unüberhörbare Sprache. Man kann aber auch der Maxime folgen: Derjenige, der mich anspricht, ist mein Klient. Dann geht es um die Ängste und Bedenken der Angehörigen, mit dem Patienten über die Wahrheit zu sprechen und sie mit ihm auszuhalten.

FOKUSSIERUNGSMODELL

Bevormundung: Die Tochter eines Patienten spricht den Stationsarzt nach dem Besuch ihres Vaters energisch an: „Sie dürfen Vater nicht die Wahrheit sagen!" Der Arzt kann wählen, wie er antwortet.

Ich-Fokussierung	„Ich entscheide, was ich mit ihm bespreche."
Du-Fokussierung	„Reden Sie von Ihrer Angst." „Wovor möchten Sie sich schützen?" „Haben Sie seine traurigen Augen gesehen?" „Sie fürchten sich vor seinen Tränen?"
Es-Fokussierung	„Als Tochter haben Sie kein Recht, über ihn zu verfügen."
Lebenswelt-Fokussierung	„Was sagt denn Ihre Mutter?"

Auf die Antwort der Tochter gibt es wieder sieben Möglichkeiten zu antworten; so kann das Gespräch weitergeführt werden.

10.5 „Was würden Sie bei Ihrer eigenen Mutter tun?"

Patienten können unterschiedliche Strategien verfolgen, um sich bei der sie betreffenden Diagnose, Therapie und Prognose sicherer zu werden. Die einen lesen in Fachbüchern nach, andere recherchieren im Internet, wieder andere holen sich eine zweite Meinung ein. Eine weitere Methode ist es, den behandelnden Arzt persönlich einzubinden. Basis dieser Strategie ist die Annahme, dass der Arzt bei seinen Angehörigen aufmerksamer und sorgfältiger vorgeht als bei Patienten, die nicht mit ihm verwandt sind.

Die Mutter des Arztes ist die Patientin, für die er, so wird angenommen, am besten sorgen wird. Um die beste Behandlung zu bekommen und gewiss zu sein, sich in besten Händen zu befinden, wird die „Mutterkarte" ins Spiel gebracht.

Eine Alternative dazu ist die Frage an den Arzt: „Was würden Sie an meiner Stelle tun? Wie würden Sie für sich entscheiden?" Erhofft wird auch in diesem Fall, die möglichst beste Empfehlung zu bekommen.

Auf diese Weise versucht der Patient, eine persönliche Beziehung zum Arzt herzustellen und ihn letztendlich auch persönlich für seine Behandlung verantwortlich zu machen. Eigentlich ist es in beiden Fällen eine Unterstellung, dass der Arzt sonst eben nicht so handelt, wie wenn es um seine Mutter oder um sich selbst gehen würde. Auch hier bieten sich für den Arzt mehrere Möglichkeiten an, damit umzugehen.

FOKUSSIERUNGSMODELL

Unterstellung: Eine ältere Patientin bespricht mit ihrer Hausärztin ihre Situation. Sie ist schwerkrank, muss sich für eine Behandlung entscheiden und fragt die Ärztin: „Was würden Sie bei Ihrer eigenen Mutter tun?" Die Ärztin kann wählen, wie sie antwortet.

Ich-Fokussierung	„Dasselbe wie bei Ihnen."
Du-Fokussierung	„Sprechen Sie von Ihren Bedenken." „Wie kommen Sie auf diese Frage?" „Glauben Sie, dass ich bei Ihnen weniger sorgfältig bin?" „Sie erhoffen sich dadurch mehr Sicherheit."
Es-Fokussierung	„Medizinisch gesehen gibt es bei Ihnen keine Wahl."
Lebenswelt-Fokussierung	„Sollten wir meinen Kollegen einbeziehen?"

Auf die Antwort der Patientin gibt es wieder sieben Möglichkeiten zu antworten; so kann das Gespräch weitergeführt werden.

10.6 „Wann können wir den Chefarzt sprechen?"

10

Krankenhäuser sind hierarchisch gegliederte Organisationen. Ein Krankenhaus besteht aus mehreren Abteilungen. Jede Abteilung wird durch einen Chefarzt geleitet. Der Chefarzt ist Arzt in leitender Funktion und trägt die fachliche und disziplinarische Verantwortung für seine Abteilung. Somit ist er Manager, Führungskraft und fachlicher Leiter in einer Person und daher für viele die personifizierte medizinische Autorität seines Fachgebietes. Viele Chefärzte verstehen sich auch selbst so. Mit rein medizinischen

Tätigkeiten verbringt er nur noch ein Drittel seiner Zeit, zwei Drittel mit Management. Untergeordnet sind ihm ein leitender Oberarzt, Oberärzte, Fachärzte, Assistenzärzte und weitere Mitarbeiter.

In den Kliniken gehört es heute fast schon zum Alltag, dass vor allem Angehörige den Stationsarzt oder Pflegekräfte der Station fragen: „Wann können wir den Chefarzt sprechen?" Mit dieser Frage kann viel mitschwingen: Möchte der Fragende lediglich Auskunft über die Sprechzeiten des Chefarztes oder steckt mehr dahinter, z. B. Unzufriedenheit mit der Behandlung, Ärger über die Verpflegung, Beschwerde über die Pflege, Abwertung des Stationsarztes? Um was es sich genau handelt, lässt sich nur durch Hinterfragen oder durch die Rückmeldung des Chefarztes nach seinem Gespräch mit dem Patienten oder den Angehörigen erfahren.

Mit dem Ruf nach einer höheren, kompetenteren Instanz haben Pflegekräfte ständig zu tun. Die Sätze: „Wann können wir den Arzt sprechen?" und „Wann kommt der Arzt" begleiten sie in ihrem Alltag. Die Sätze können sachlich berechtigt sein, weil es um ärztliche Aufgaben geht. Sie können aber auch verletzen, wenn damit eine Missachtung oder Abwertung verbunden ist.

Wie kann der Ruf nach der höheren Instanz auf den behandelnden Arzt oder die Pflegekraft wirken? Er/sie kann sich verletzt fühlen, sich darüber ärgern, es als Geringachtung, aber auch als Entlastung erleben. Das Fokussierungsmodell bietet ihnen mehrere Möglichkeiten, auf die Frage zu reagieren.

FOKUSSIERUNGSMODELL

Die Frage nach dem Chefarzt: Die Söhne einer Patientin sind mit der Behandlung ihrer Mutter völlig unzufrieden. Deswegen gab es schon leichte Reibereien mit dem Stationsarzt. Dann reicht es ihnen und sie sagen zu ihm: „Wann können wir den Chefarzt sprechen?" Der Arzt kann wählen, wie er antwortet.

Ich-Fokussierung	„Das weiß ich nicht."
Du-Fokussierung	„Äußern Sie Ihren Ärger." „Worum geht's?" „Sind Sie privat versichert?" „Sie hoffen, dass der Chefarzt Ihre Mutter retten kann?"
Es-Fokussierung	„Letztlich ist der Chefarzt sowieso verantwortlich."
Lebenswelt-Fokussierung	„Der ärztliche Direktor ist für Beschwerden zuständig."

Auf die Antwort der Söhne gibt es wieder sieben Möglichkeiten zu antworten; so kann das Gespräch weitergeführt werden.

KAPITEL

11 Multimedial

11.1 Mit Patienten telefonieren

Telefongespräche können willkommen und angenehm, aber auch schwierig und anstrengend sein. Sie sind auf Sprechen und Zuhören reduziert. Alle anderen Wahrnehmungen fallen weg. Dennoch lassen sie sich situationsgerecht führen. Ein Telefonanruf kann mich überraschen, und ich kann jemanden mit meinem Anruf überraschen. Die Reduktion auf Sprechen und Hören muss kein Nachteil sein. Manche Menschen öffnen sich am Telefon leichter als von Angesicht zu Angesicht. Das trifft erst recht zu, wenn der Anrufer anonym bleiben möchte.

Private Telefongespräche unterscheiden sich in der Regel erheblich von dienstlichen Telefongesprächen, sie sind narrativer. Patienten und deren Angehörige rufen an oder werden angerufen. Anlass und Inhalt für Telefongespräche mit Patienten oder deren Angehörigen können Anmeldung, Information, Klärung, Beratung, Austausch, Absprache und Kontrolle sein.

Wie melden Sie sich am Telefon? Schon das kann ausschlaggebend für den Verlauf des Gesprächs sein. Die ersten Worte eines Telefonats sind entscheidend, um die volle Aufmerksamkeit des Zuhörers zu bekommen. Sprechen Sie daher deutlich, dass Sie auch verstanden werden. Grußworte am Anfang und am Ende eines Telefonats entscheiden darüber, wie die Patientenbeziehung weiter verläuft. Lange Telefonate können schnell ermüden. Schließlich müssen Sie und die Person am anderen Ende der Leitung ständig zuhören. Telefongespräche können von beiden Partnern abrupt beendet werden. Wenn der Hörer aufgelegt ist, ist der Kontakt weg, und es ist fraglich, ob ein neuer Anruf angenommen wird. Das Gespräch hängt in der Luft.

Ihr Gegenüber weiß nicht, ob Sie zuhören oder nebenher anderes tun. Vermitteln Sie Ihrem Gegenüber am Telefon, dass Sie das Gesagte verstehen, noch da sind und aufmerksam zuhören. „Ja", „Mhm", „Gut" oder auch Äußerungen wie „Das ist wichtig", können helfen, mit dem Gegenüber in Kontakt zu bleiben. Wenn Sie hingegen gefragt werden: „Sind Sie noch dran?", sollten Sie aufmerksamer zuhören und sich äußern. Erwähnen Sie innerhalb des Gesprächs mehrmals den Namen der Person, mit der Sie reden. Normalerweise ist das am Anfang und Ende des Gesprächs der Fall, aber auch zwischendurch können Sie den Namen noch mal erwähnen. Dann fühlt sich der Gegenüber persönlich angesprochen. Passen Sie Ihre Sprechgeschwindigkeit und Lautstärke Ihrem Gesprächspartner an. Kann man Ihnen nicht folgen, steigt die Anspannung beim Zuhörer.

Wenn Sie in der Lage sind, über das Anliegen des Anrufers auch zu entscheiden, dann sollten Sie das sofort tun. Wenn Sie nicht sofort antworten können, weil Sie das Gehörte erst einmal überdenken oder klären möchten, dann teilen Sie das auch mit. Wenn ein

Anrufer nicht lockerlässt, wiederholen Sie Ihre Aussage, verbinden Sie diese mit einem freundlichen, aber bestimmten „Auf Wiederhören“ und legen Sie auf.

- *Tipps für Telefongespräche:*
  - Sicherstellen einer ruhigen akustischen Umgebung.
  - Bereitlegen von Papier, Stift und Patientenakte.
  - Ein Mobiltelefon oder Headset ermöglicht es, sich beim Telefonieren zu bewegen.
  - Sich auf den Anruf konzentrieren und Ablenkungen unterlassen.
  - Überprüfen, wer am Apparat ist und ob ich verstanden werde.
  - Bei unbekannten Gesprächspartnern sofort deren Namen notieren.
  - Schweigepflicht klären.
  - Beim Buchstabieren das offizielle Telefonalphabet verwenden.
  - Bestimmte Informationen, z. B. Nummern, Termine, Adressen, wiederholen.
  - Darauf achten, kurze und einfache Sätze zu bilden. Fremdwörter, verschachtelte Sätze oder blumige Rede vermeiden.
  - Sprechgeschwindigkeit und Lautstärke anpassen.
  - Am Gesprächsende das Wichtigste nochmals zusammenfassen und getroffene Vereinbarungen wiederholen.
- *Wenn Sie anrufen:* Besinnen Sie sich kurz vor dem Anrufen, worum es Ihnen geht und in welcher Situation Sie den Anzurufenden erreichen werden. Das Telefonat freundlich beginnen. Anlass des Anrufs nennen. Erst dann kann sich Ihr Gesprächspartner darauf einstellen, sich gegebenenfalls nötige Unterlagen heraussuchen oder Ihnen mitteilen, wann er genügend Zeit hat, um mit Ihnen ausführlich zu sprechen.
- *Wenn Sie angerufen werden:* Setzen Sie auch bei ankommenden Anrufen auf Ihre Freundlichkeit. Nennen Sie den Namen Ihrer Einrichtung, dann Ihren eigenen Namen und verwenden Sie auch hier eine Grußformel wie „Guten Tag“. Fragen Sie nach dem Namen des Anrufers und notieren sie ihn. Wenn Ihnen Anlass und Interesse Ihres Gegenübers nicht klar sind, fragen Sie ebenfalls nach und lassen Sie sich das Anliegen genau erklären.
- *Besonders kritische Situationen:* Fraglich ist, inwieweit das Telefon ein geeignetes Medium ist, um Patienten oder ihren Angehörigen schlechte Nachrichten zu übermitteln: „Sie haben Krebs.“ – „Kommen Sie bitte sofort in die Klinik.“– „Ihre Mutter ist soeben verstorben.“ Doch in der Lebenswirklichkeit lässt sich das nicht immer vermeiden. In solchen Situationen kann allein der Anruf selbst schon die befürchtete Nachricht sein. Wenn es denn nicht anders geht: Die Nachricht klar, deutlich und für den Angerufenen verständlich ohne Umschweife mitteilen, die Reaktion abwarten und situationsgerecht aufgreifen. Nachfragen, ob derjenige Unterstützung hat oder alleine zuhause ist, gegebenenfalls einen Rückruf anbieten, um in ruhigerer Atmosphäre aufkommende Fragen klären zu können.
- *Das gehört auf Ihren Anrufbeantworter:* Sind Sie nicht erreichbar, besprechen Sie Ihren Anrufbeantworter oder Ihre Mailbox. Und zwar so, dass der Anrufer sich gut aufgehoben fühlt, auch wenn er nicht mit Ihnen gesprochen hat. Besprechen Sie das Band selbst. Begrüßen Sie den Anrufer mit den Worten „Guten Tag, Sie sind verbunden mit …“. Dann weiß er sofort, ob er die Nummer gewählt hat, die er wählen wollte. Bedanken Sie sich dann für den Anruf und geben Sie ein Rückrufversprechen. Geben Sie auch an, bis wann der Anrufer damit rechnen kann.

11.2 Videosprechstunde für Patienten und Angehörige

Arzt und Patient müssen sich heute nicht mehr zwingend in einem Raum befinden, nicht einmal in demselben Land. Die Digitalisierung bietet neue Möglichkeiten, Patienten zu untersuchen und mit ihnen und ihren Angehörigen zu sprechen, allerdings um den Preis des persönlichen Kontakts: Videogespräche mit einem Patienten. Videokonferenzen mit dem Patienten und mehreren Familienmitgliedern. Ärzte und Pflegekräfte können sich ein Bild vom Patienten machen, Heilungsprozesse von Wunden begutachten, die weitere Behandlung und Pflegemaßnahmen erläutern, Dokumente ansehen und zeigen. Klinik/Praxis und Patient/Angehörige benötigen jeweils einen Computer mit Bildschirm, Kamera, Mikrofon und Lautsprecher sowie eine sichere Internetverbindung.

Organisatorische Voraussetzungen sind: Der Arzt wählt einen zertifizierten Videodienstanbieter aus, der für einen reibungslosen und sicheren technischen Ablauf der Videosprechstunde sorgt.[1] Der Anbieter übermittelt weitere Informationen zum Einwählen in die Videosprechstunde an die Praxis/Klinik. Der Patient erhält entweder über die Praxis/Klinik oder – beispielsweise im Falle einer offenen Sprechstunde – über den Videodienstanbieter einen freien Termin für die Videosprechstunde. Der Patient muss vor der ersten Videosprechstunde seine Einwilligung erklären; je nach System über den Videodienstanbieter oder direkt über den Arzt oder die Pflegekraft. Der Patient und der Arzt wählen sich bei dem Videodienstanbieter ein. Der Patient wartet im Online-Wartezimmer, bis er vom Arzt zugeschaltet wird. Ist die Videosprechstunde beendet, melden sich beide Seiten von der Internetseite ab.

Für Videogespräche gelten grundsätzlich *die gleichen Regeln wie bei einem persönlichen Gespräch,* es findet ja auch von Angesicht zu Angesicht statt. Nur Körperberührungen und Riechen sind nicht möglich. Neben einigen technischen Eigenarten kommen jedoch weitere Besonderheiten hinzu.

- Die *Anzahl der Teilnehmer* bestimmt auch den Ablauf mit. Zu beachten ist, ob ein Arzt nur mit einem Patienten per Video spricht oder ob mehrere Personen an dem Meeting teilnehmen.
- Unverzichtbar ist, dass jemand *(Moderator)* durch das Meeting führt. Im Normalfall übernimmt das der Arzt oder die Pflegekraft. Sind mehrere Personen an dem Meeting beteiligt, ist ein Moderator zu bestimmen.
- *Was ist bei der Vorbereitung zu beachten?*
  - Videogespräch und Videokonferenz planen und die Hard- und Software testen.
  - Sich über das Ziel, den Inhalt und den Verlauf des Gesprächs/der Konferenz vorher klar werden und festlegen.
  - Wegen der vielen technischen Kommunikationslösungen vor der Videokonferenz in die entsprechende Software einarbeiten und die Funktionen ausprobieren.
  - Weitere organisatorische Vorbereitungen treffen, wenn man z. B. Dokumente zeigen will.
  - Telefoneinwahl vorbereiten. Ansonsten riskiert man bei Nichtfunktionieren der Videokonferenz, dass kostbare Zeit vergeht.

[1] www.kbv.de/html/videosprechstunde.php

- Bei der Videokonferenz pünktlich erscheinen. Ein paar Minuten vor jeder Besprechung einplanen, um aufkommende Probleme noch lösen zu können.
- Die Konferenz mit aktivierter Kamera beginnen und sich auf ein einheitliches Anzeigeformat einigen.
- Kamera auf Augenhöhe einstellen, damit Kopf und Oberkörper ohne Verzerrung aufgenommen werden.
- Auf gute Beleuchtung achten. Blendende Lichtreflexe vermeiden.
- Bei Webkonferenzen, Webinaren oder Online-Vorlesungen mit einem großen, passiven Zuschauerkreis kann die Kamera deaktiviert sein.
- Für den Ton die Boxen am Computer oder geeignete Kopfhörer einschalten. Die Qualität des integrierten Mikrofons prüfen und gegebenenfalls ein separates USB-Mikrofon nutzen. Für eine sichere Internetverbindung sorgen.
- Angemessen kleiden und die Umgebung so gestalten, dass diese auch „gezeigt“ werden kann.
- Wichtige Hilfsmaterialien wie Papier, Schreibgeräte, Nachschlagewerke usw. bereithalten. Auf eine ruhige Umgebung achten.
- Handy ausschalten.
- Keine E-Mails nebenbei beantworten oder gleichzeitig an mehreren Rechnern arbeiten.

• *Was ist während des Gesprächs zu beachten?*
  - Direkt in die Kamera schauen und so zeigen, dass man zuhört und aufmerksam ist.
  - Eine kurze, freundliche Begrüßung der anderen Teilnehmer ist selbstverständlich und verbunden mit einer persönlichen Vorstellung. Möglichst viele zu Beginn zu Wort kommen lassen.
  - Während die Videokonferenz läuft, klar und deutlich sprechen.
  - Wenn einzelne Personen zu schnell, zu leise oder undeutlich sprechen, sind Kommunikationsprobleme vorprogrammiert.
  - Gesprächspartner ausreden lassen. Sich Notizen machen.
  - Das eigene Mikrofon ausschalten, wenn man aktuell nicht spricht oder in keine direkte Diskussion eingebunden ist. Mit einem Klick kann es ja wieder aktiviert werden.
  - Gezielte Fragen oder Anmerkungen, die an spezielle Personen aus dem Teilnehmerkreis gerichtet sind, sollten eindeutig adressiert werden. Genau sagen, auf welche Dokumente oder Textstellen man sich gerade bezieht.
  - Es kann durchaus vorkommen, dass man eine Videokonferenz ungeplant verlassen muss oder aufgrund von technischen Problemen nicht in vollem Umfang teilnehmen kann. Dann nicht heimlich aussteigen, sondern verabschieden und auf das Verlassen aufmerksam machen.
  - Zum Ende der Videokonferenz von den Gesprächspartnern verabschieden.

KAPITEL 12 Gesprächsführung trainieren

12.1 Persönliche Reflexion der Begegnungen mit Patienten

Begegnungen mit Patienten, insbesondere mit Sterbenskranken, sind Begegnungen mit sich selbst. Die folgenden Fragen zum persönlichen Erleben von Sterben und Trauern können anregen, Begegnungen mit Patienten zu überdenken und für sich aufzubereiten. Beantworten Sie die Fragen handschriftlich mit ganzen Sätzen. Verzichten Sie auf Schlagwörter. Ganze Sätze zwingen, Gedanken zu Ende zu führen.

- Welches Erlebnis hat Sie im Zusammenhang mit Kranksein, Sterben und Trauern besonders nachhaltig berührt und ist Ihnen bis heute gegenwärtig? Schreiben Sie dieses Erlebnis auf. Was ist damals geschehen? Wer war daran beteiligt?
- Was haben Sie persönlich dabei erlebt und gespürt?
- Wie sind Sie mit diesem Erlebnis umgegangen? Was haben Sie mit Ihren Empfindungen getan? Wem konnten Sie davon erzählen?
- Wo haben Sie sich wieder gestärkt und neuen Mut geholt? Wer hat Sie und die anderen Beteiligten wie getröstet?
- Was hat dem Sterbenden oder dem Trauernden Ihrer Meinung nach besonders gutgetan?
- Was sind Sie dem Kranken, Sterbenden oder Trauernden „schuldig" geblieben? Was ist der Kranke, Sterbende oder Trauernde Ihnen „schuldig" geblieben?
- Wie haben Sie sich damals das Geschehen erklärt? Wie erklären Sie es sich heute?
- Was hätten Sie sich anders gewünscht? Von wem?
- Was bedeutet das Erlebte heute für Sie?
- Welche Konsequenzen haben Sie für sich aus dem Erlebnis gezogen?
- Inwieweit halten Sie sich an diese Konsequenzen?

Wägen Sie ab, ob Sie Ihre Antworten mit jemandem besprechen oder auch nicht. Für beides gibt es gute Gründe.

12.2 Supervision zum Klären und Unterstützen

Bei der Supervision geht es darum, Überblick über Situationen und Prozesse zu gewinnen, zu klären, zu entlasten und zu unterstützen. Supervisionen werden sowohl als Einzel- als auch als Gruppensupervision durchgeführt.

Der Supervisor ist verantwortlich für die Leitung und Gestaltung des Supervisionsprozesses. In Kliniken und Heimen wird Supervision vor allem zur Sicherung und Verbesserung der Qualität professioneller Arbeit eingesetzt (vgl. auch Coaching, Mentoring).[1]

- *Einzelpersonen* begeben sich in Supervision, um ihre professionelle Rolle zu reflektieren, den Umgang mit Patienten zu verbessern, eine berufliche Krise zu meistern, um Entscheidungen vorzubereiten, die Balance zwischen persönlicher und beruflicher Sphäre neu auszuloten oder um sich in einer neu übernommenen Position unterstützen zu lassen.
- Bei *Gruppensupervisionen* handelt es sich entweder um die Supervision mehrerer Mitarbeiter einer Einrichtung, wie z. B. einer Intensivstation, oder um eine offene Gruppe, deren Teilnehmer in ähnlichen beruflichen Rollen und Funktionen tätig sind, aber nicht zur selben Institution gehören.
- *Projektsupervision,* eine Form der Gruppensupervision, begleitet zielbezogene Aufgaben mit innovativem Charakter, die zeitlich begrenzt, funktionsübergreifend, außerplanmäßig und überdurchschnittlich komplex sind. Projekte bedürfen einer spezifischen Organisation und eines Projekt-Managements.

In der Supervision geht es um offene Fragen, Problemfelder, Kooperationen, Konflikte und Fallbeispiele aus dem professionellen Alltag. Zum Beispiel: „Was ist wie gelungen?" Konkrete Handlungen („Fälle") und die professionelle Rolle der Supervisanden werden im Kontext der Aufgabenstellungen, Strukturen und Ressourcen betrachtet und analysiert. Gesucht wird nach neuen Perspektiven und Lösungen, die Berufspraxis zu gestalten. Dazu gehören die Kommunikation in Organisationen und auch die Gespräche mit Patienten. Des Weiteren geht es um die Entwicklung von individuellen und gemeinsamen Problemlösungskonzepten, die Verbesserung der Kommunikationsfähigkeit von Arbeitsgruppen (Teams) und die Durchführung organisationaler Strukturveränderungen.

Supervision bietet Chancen zur emotionalen, kognitiven und sozialen Entlastung der Supervisanden, zur Optimierung der Arbeitszufriedenheit in der Arbeitsgruppe, zur Personalentwicklung der gesamten Organisation und somit zur Zufriedenheit der Supervisanden und einer Optimierung der Leistungen. Situationen und Ereignisse kann man aus verschiedenen Positionen bzw. Rollen ansehen: Aus der persönlichen Sicht des Supervisanden, aus seiner beruflichen Rolle, aus seiner Beziehung zum Patienten/Klienten/Kunden, aus Sicht der Organisation/des Unternehmens/der Gesellschaft und aus Sicht des Supervisors. In der Supervision werden diese Perspektiven miteinander verbunden.

Zu unterscheiden sind *externe und interne Supervisionen.* Supervision nutzt in der Regel die Externität eines Supervisors, um das Verständnis und die Lösung von Problemen zu ermöglichen (externe Supervision). Manche Verbände, Körperschaften, Kommunen, Unternehmen und soziale Einrichtungen beschäftigen eigene hauptamtliche Supervisoren (interne Supervision). Bei internen Supervisionen ist speziell auf Abhängigkeit, Loyalität und Verschwiegenheit des Supervisors zu achten.

In Gruppensupervisionen ohne Supervisor (*Intervision oder Peer-Supervision*) supervidieren die Supervisanden sich gegenseitig. Die Leitung übernimmt jeweils ein Gruppenmitglied für eine Sitzung oder für einen Fall; dann wird die Leitung gewechselt.

Ein Supervisor muss in der Regel über grundlegende Kenntnisse der Besonderheiten des Arbeitsfeldes, in dem seine Supervisanden tätig sind, verfügen. Supervisoren arbeiten sowohl geschäftlich wie beziehungsmäßig „im Auftrag" derjenigen, die Supervision in Anspruch

[1] Becker-Kontio et al. 2004; Belardi 2020; Auhagen/Bierhoff 2003

nehmen und bezahlen. Dies impliziert eigene Werthaltungen des Supervisors, die seinen professionellen Auftrag begründen. Der Supervisor klärt mit Hilfe einer Diagnose der Ausgangslage und der Handlungszusammenhänge, ob und welche nicht ausgesprochenen Aufträge mit gesendet werden und wie sie aufbereitet werden können. Der Supervisor hat eine ermöglichende, fördernde und entlastende, keine entscheidende oder bewertende Funktion.

Ein Kontraktgespräch wird mit dem Ziel geführt, ein erstes gegenseitiges Kennenlernen zu ermöglichen, vorläufige Problembeschreibungen beziehungsweise Zielbestimmungen zu kommunizieren und Fragen des Settings zu verhandeln. Zumeist geht diesem ein telefonischer oder schriftlicher Vorkontakt voraus.

Über die Beratungsleistung Supervision wird zwischen Auftraggeber und Auftragnehmer ein in der Regel schriftlicher Vertrag geschlossen. In diesem Vertrag werden die wesentlichen Rahmenbedingungen festgehalten und die gegenseitigen Rechte und Pflichten bestimmt. Weil dieser Vertrag regelmäßig ein besonderes Vertrauen voraussetzt, handelt es sich rechtlich um einen Dienstvertrag.

Supervisoren arbeiten mit konzeptionellen Grundlagen, die sie in Aus- und Weiterbildung erworben haben. Die Konzepte beziehen dabei Theorien aus Soziologie, Psychologie, Pädagogik und Sozialer Arbeit ein. Sie sind eng verknüpft mit verschiedenen therapeutischen Schulen und der Gruppendynamik. Eine Sequenz von mehreren Supervisionssitzungen wird als Supervisionsprozess bezeichnet.

Aufgrund des Prozesscharakters von Supervision können Problemlösungen nach und nach beraten, erprobt und vertieft werden. Die Abfolge von Reflektieren, Handeln, Reflektieren dient der Arbeitsqualität.

Supervision wird gern als „geschützter Raum" bezeichnet, in dem das ausgesprochen und bedacht werden kann, was an anderer Stelle – institutions- oder organisationsöffentlich – nicht ohne weiteres geäußert werden darf. Supervisoren sind zur Verschwiegenheit gegenüber Dritten verpflichtet. Diese vertraglich vereinbarte Pflicht gilt nicht, wenn das öffentliche Interesse an der Offenbarung gegenüber dem Interesse der Supervisanden an der Verschwiegenheit überwiegt, z. B. bei strafbaren Handlungen. Die Spannung zwischen der Pflicht, über Gehörtes zu schweigen und z. B. dem Interesse einer Auftrag gebenden Organisation, die Inhalte von Supervision zu erfahren, lösen Supervisoren auf unterschiedliche Weise; z. B. nach dem Grundsatz „Offenheit im Strukturellen und Thematischen und Verschwiegenheit im Persönlichen", über allparteilich zusammen gesetzte Foren oder durch die Einbeziehung von Leitungspersonen in den Supervisionsprozess.

Eine sorgfältige Auftragsanalyse und Indikationsstellung sorgt für den wirkungsvollen Einsatz von Supervision oder veranlasst die Delegation an einen Fachexperten. Supervision kann keine fachbezogene Fortbildung, Leitungstätigkeit, Organisationsberatung, Rechtsberatung oder personenbezogene Psychotherapie ersetzen. Viele Probleme und Konflikte lassen sich durch Supervision lösen, aber eben nicht alle. Dann sind andere Wege zu suchen und zu gehen, z. B. der Rechtsweg.

12.3 Analyse von Gesprächsprotokollen

Um Seelsorger besser auf ihre Gespräche mit Patienten vorzubereiten, wurde Anfang des 20. Jahrhunderts in den USA das Clinical Pastoral Training entwickelt und eingeführt.

Herzstück ist die Analyse von Protokollen, die die Seelsorger nach einem Gespräch mit Patienten aus dem Gedächtnis aufschreiben, sogenannten *Verbatims*. Anhand eines Verbatims wird der Verlauf eines Gespräches analysiert und reflektiert. Die Trainings mit den *Verbatimanalysen* werden bis in die Gegenwart – auch in anderen Arbeitsfeldern – praktiziert.[2]

Verbatims werden in der Regel einer Gruppe vorgelegt, deren Teilnehmer ebenfalls ihre eigene Kommunikation analysieren und verbessern möchten. Verbatims können auch ohne Gruppe nur mit einem Trainer besprochen werden. Selbst ohne Besprechung mit einem Dritten trainiert allein die Aufzeichnung eines Gesprächs schon.

In Verbatims werden Gesprächsverläufe festgehalten, Gefühlsäußerungen geschildert und Gedächtnislücken, Zwischenfälle, Unterbrechungen, Pausen, Störungen beschrieben. Es sollen vorrangig solche Gespräche protokolliert und der Gruppe vorgelegt werden, die dem Verfasser selber problematisch und reflexionswert sind. An ihnen können sowohl der Protokollant als auch die Gruppenmitglieder am meisten lernen. Durch die Protokollierung aus dem Gedächtnis wird das Gespräch in der Regel bereits verfremdet; konkrete Angaben, die zur Identifizierung des Gesprächspartners führen könnten, werden aus Datenschutzgründen weggelassen.

In den Übungsgruppen gilt das *Sharingprinzip*, das heißt: Alle Teilnehmer verzichten auf Abwertungen und sind daran interessiert, sich gegenseitig zu unterstützen. Sie hören dem Protokollanten genau zu und bemühen sich, ihn und sein Verhalten zu verstehen. Die Verschiedenheit des Hörens der einzelnen Gruppenmitglieder eröffnet neue Perspektiven und Möglichkeiten zu verstehen. Der Protokollant wägt ab, stimmt zu oder lehnt ab, wenn er einen Vorschlag nicht einzusehen vermag. Die Besprechung eines Protokolls beansprucht ausreichend Zeit, insbesondere dann, wenn neue Varianten der Gesprächsführung und der Kommunikation durch Stegreif- und Rollenspiele geübt werden sollen.

Verbatims sind im Unterschied zu Tonband- oder Videoaufzeichnungen vom Verfasser persönlich gefärbt. Dieses ist kein Nachteil, sondern geradezu Absicht. Die wichtigste Arbeit für die Gesprächsanalyse hat nämlich der Protokollant zu leisten. Während er versucht, sich an den Ablauf und die gesprochenen Worte zu erinnern, wird ihm bewusst, was ihm bei sich und seinem Gesprächspartner während des Gesprächs „entgangen" ist. Er hört in der Erinnerung plötzlich neue Töne zwischen den gesprochenen Worten und erkennt eigene Gefühlsreaktionen. Das heißt: Das gezielte Sich-Erinnern fördert vieles zutage, was für das Verständnis des Gesprächs mindestens so wichtig ist wie die erinnerten Worte.

- *Aufbau eines Verbatims:*
  - Vorwort zur Situation
  - Name des Protokollanten, Datum, Dauer und Ort des Gesprächs
  - Kontext des Gesprächs und relevante Informationen zum Gespräch
  - Gesprächsverlauf
  - Nachwort des Protokollanten
  - Fragen, denen nachgegangen werden soll
- *Besprechung der Verbatims:*
  - Die Besprechung wird geleitet. Der Verfasser des Verbatims liest sein Verbatim vor. Der Text liegt der Gruppe vor. Die Gruppe stellt Fragen zum Verständnis unbekannter Begriffe oder Redewendungen. Die Gruppe charakterisiert die Gesprächspartner

[2] Piper 1973

und ihr Verhalten. Die Eigenschaften (Profil) werden auf einen Flipchart geschrieben. Danach geht man das Verbatim Satz für Satz durch und erörtert, wer was gesagt hat und wie der Gesprächspartner jeweils darauf geantwortet hat. Es werden Alternativen zu den Aussagen des Verfassers (im Beispiel der Chefarzt) überlegt.
  - Gegebenenfalls kann man an die Analyse ein Stegreifspiel anschließen, in dem der Verfasser in die Rolle des Patienten geht und die Gruppenteilnehmer alternative Verhaltensweisen in der Rolle des Arztes ausprobieren.
- *Fragen zum Verbatim:*
  - Was hat der Protokollant von seinem Gesprächspartner wahrgenommen und verstanden?
  - Und umgekehrt: Was hat die Gesprächspartnerin von dem Protokollanten wahrgenommen und verstanden?
  - Welche Gefühle sind (von beiden) direkt oder zwischen den Zeilen geäußert worden?
  - Wie ist der Kommunikationsprozess in dem Gespräch verlaufen?
  - Was hat den Kommunikationsprozess (auf beiden Seiten) gefördert?
  - Was hat den Kommunikationsprozess (auf beiden Seiten) behindert?
  - Wie ist der Protokollant mit Nähe und Distanz zu seiner Gesprächspartnerin umgegangen?
  - Was für eine Rolle hat er selber in dem Gespräch gespielt?
  - Inwieweit konnte er seine Rolle während des Gespräches beibehalten?
  - Was weist auf eine starke persönliche Beteiligung des Protokollanten hin? Um was handelt es sich dabei?
- *Tipps zum Verfassen eines Verbatims:* Es hat sich bewährt, Verbatims in drei Schritten aufzuschreiben:
  - Zeitnah zum zu protokollierenden Gespräch (möglichst noch am selben Tag) schreibt man wichtige und möglichst viele Passagen – einzelne Ausdrücke und auch ganze Sätze – des Gesprächs aus dem Gedächtnis spontan auf. Verteilt auf ein Blatt, Zuordnung nach Anfang und Ende des Gesprächs.
  - Danach ordnet man (möglichst innerhalb von drei Tagen) die schriftlichen Notizen nach dem Gesprächsverlauf. Die einzelnen Erinnerungsstücke werden dem Anfang, der Mitte und dem Schluss des Gesprächs zugeordnet und um weitere Erinnerungen ergänzt.
  - Man nimmt das so geordnete Material, formuliert den Text gemäß dem Modell aus. Für diesen Schritt benötigt man zwischen 1 bis 3 Stunden Zeit, je nach Länge des Gesprächs und Übung.

BEISPIEL FÜR EIN VERBATIM

Vermitteln einer Diagnose: Der Chefarzt einer internistischen Abteilung (A) geht am späten Abend, kurz bevor er die Klinik verlässt, noch zu einer 77-jährigen Patientin, Frau G (P). Die Patientin ist schon ein paar Tage auf Station und wegen anhaltender, starker Magenbeschwerden gründlich untersucht worden. Sie liegt in einem Zweibettzimmer und wurde nachmittags von ihrer Tochter, die sich große Sorgen um ihre Mutter macht, besucht. Die Patientin ist allein im Zimmer, als der Chefarzt das Zimmer betritt und auf sie zugeht:

A 1 „Guten Abend, Frau G."

P 1 „Guten Abend, Herr Professor. So spät kommen Sie noch zu mir. Ihre Familie wartet doch sicher schon auf Sie."

A 2	„Na ja, die sind es gewohnt, dass ich immer erst spät nach Hause komme. – Ich habe Ihnen heute Morgen ja versprochen, dass ich zu Ihnen kommen würde, sobald alle Befunde da sind und wir Genaues wissen."
P 2	„Ja, Herr Professor? (P schaut den Arzt ängstlich/erwartungsvoll an.)"
A 3	„Ich habe leider eine schlechte Nachricht für Sie. – Sie haben Magenkrebs in einem sehr fortgeschrittenen Stadium."
P 3	„Ja?"
A 4	„Operieren kann man da nicht mehr. Sie sind sehr spät zu uns gekommen. Die Nachbarorgane sind schon infiltriert."
P 4	„Ja, Herr Professor?"
A 5	„Wir tun alles für Sie, damit es Ihnen bald wieder besser geht."
P 5	„Werde ich wieder gesund? – Herr Professor, meine Mutter hatte auch Magenkrebs und ist daran gestorben."
A 6	„Aber Frau G., in den letzten Jahren hat die Medizin riesige Fortschritte gerade in der Behandlung von Magenkarzinomen gemacht."
P 6	„Ja, meinen Sie, Herr Professor?"
A 7	„Frau G., machen Sie sich keine Sorgen. Jetzt schlafen Sie erst einmal und morgen besprechen wir dann die Details Ihrer Behandlung. – Jetzt muss ich aber gehen, sonst komme ich viel zu spät und meine Kinder schlafen schon."
P 7	„Ja, Herr Professor. Gute Nacht."
A 8	„Wenn Sie nicht schlafen können, dann lassen Sie sich von der Nachtschwester etwas geben. Gute Nacht, Frau G., bis morgen."

Zum Aufbereiten dieses Verbatims: Beantworten Sie die oben gestellten Fragen zum Verbatim für dieses Aufklärungsgespräch. Variieren Sie jede Aussage des Arztes (A2–A8) nach dem Fokussierungsmodell.

12.4 Fallbesprechungen

Fallbesprechungen sind eigentlich eine spezielle Form der Supervision. Sie finden im Rahmen von Teambesprechungen, Weiter- und Fortbildungen und auch als Einzelsupervision statt.

Anlässe und Ziele von Fallbesprechungen können sehr verschieden sein. Mit Fallbesprechungen sollen z. B. Mitarbeiter auf denselben Wissensstand anderer Mitarbeiter gebracht und eine gemeinsame Lösungsstrategie entwickelt werden. Fallbesprechungen sind geeignet, um neu eingestellte Mitarbeiter oder Auszubildende mit der Situation einzelner Patienten oder Bewohner vertraut zu machen.

Zentrales Thema einer Fallbesprechung kann die Situation eines bestimmten Patienten oder Bewohners sein. Es kann (prospektiv oder retrospektiv) um die Behandlung eines schwierigen Patienten oder die Überprüfung von Kooperationen in der Klinik gehen. Fallbesprechungen können auch mit und im Beisein des Patienten, um den es geht, durchgeführt werden. Es kann um ein besseres Verständnis für das gegenseitige Verhalten des Patienten und des Teams auf der Station gehen.

Fallbesprechungen sollten zur Entlastung beitragen und die Handlungskompetenz vor allem für schwierige professionelle Situationen reflektieren und trainieren. Dadurch kann die Qualität der Arbeit und damit auch die der Behandlung oder Pflege verbessert werden. Vorschläge zur Optimierung von Strukturen und Prozessen können aus der Fallbesprechung zur Organisationsentwicklung erarbeitet werden.

Fallbesprechungen werden geleitet, entweder von einem externen Moderator oder dem Teamleiter (Oberarzt, Pflegedienstleitung u. a.). Der Moderator führt die Besprechung, lenkt mit Fragen, bindet die ganze Gruppe ein, fasst Ergebnisse zusammen und achtet auf eine faire Besprechung. Daten werden zur Übersicht auf einem Flipchart dargestellt. Jeweils zu entscheiden ist, ob protokoliert wird. Die Teilnehmer beteiligen sich durch Nachfragen, Hinweise und Vorschläge; sie verzichten möglichst auf spekulative Interpretationen und Abwertungen.

Ein Gruppenteilnehmer trägt seinen Fall vor (aus eigenem Interesse oder im Auftrag der Gruppe), greift dabei auf seine schriftliche Vorbereitung zurück oder trägt spontan aus Erinnerung vor.

- Zunächst wird der institutionelle Rahmen, in den der Fall eingebunden ist, vorgestellt: Privates oder berufliches Umfeld, Institution, Organisation, Zeit, Ort u. a. Als Beispiel: Der Vortragende arbeitet allein als niedergelassener Allgemeinarzt in einer kleinen Stadt. Der Patient kommt schon viele Jahre in die Praxis.
- Sodann ist zu erfragen, was an dem Fall interessiert und auf welche Fragen eine Antwort gesucht werden soll. Diese Fragen sind der Leitfaden für die Aufbereitung und sollten am Ende der Fallbesprechung beantwortet sein. Als Beispiel: Wie könnte man die Angehörigen stärker in die Pflege einbinden? Sollte der Patient besser stationär behandelt werden?
- Wenn die Fragen gefunden sind, ist zu entscheiden, wer im Mittelpunkt steht: Der Patient, ein Angehöriger, der Arzt, das Team? Handelt es sich um ein ethisches oder fachliches Problem? Als Beispiel: Im Fokus steht der Patient mit seinen Angehörigen.
- Der im Mittelpunkt Stehende wird beschrieben: Geschlecht, Alter, Größe, Gewicht, Kleidung, Beruf, Herkunft, Sprache, Auffälligkeiten usw. Je konkreter die Angaben, desto mehr Anregungen für die Beantwortung der Fragen. Als Beispiel: Der Patient ist 65 Jahre alt, 180 cm groß und 60 kg schwer. Früher ein sehr kräftiger Mann, jetzt schwach. Landwirt und nie krank. …
- Danach geht es um den sozialen Kontext (Eltern, Partner, Kinder, Geschwister, Freunde u. a.) Als Beispiel: Der Patient lebt mit der Familie seines Sohnes zusammen auf dem Bauernhof. Seine Frau ist vor vier Jahren nach einem Herzinfarkt verstorben. Sein Sohn und seine Schwiegertochter haben sehr viel Arbeit, vier Kinder und keine Zeit, den Patienten zu pflegen.
- Detaillierte Darstellung der Erkrankung, der Therapie, des Verlaufs, der Gespräche mit dem Patienten, seines Verhaltens, des Verhaltens seines Sohnes, der Probleme und Konflikte in der Familie. Als Beispiel: Der Patient leidet an einem metastasierenden Prostatakarzinom, Erstdiagnose etc.
- Konkrete Rückfragen an den Vortragenden zur Situation und zu seinem eigenen Verhalten. Als Beispiel: Hat es ein gemeinsames Gespräch mit dem Patienten, dem Sohn und der Schwiegertochter gegeben?
- Die Teilnehmer entwickeln Antworten auf die Fragen vom Anfang und diskutieren Lösungen. Als Beispiel: Der Arzt könnte zu einer Familienkonferenz bei seinem nächsten Hausbesuch einladen und an dem Gespräch könnte jemand von einem Pflegedienst teilnehmen.

- Der Vortragende erörtert die Anregungen, wägt diese ab und entscheidet über sein weiteres Vorgehen. Der Moderator fragt ihn nach seinem Befinden. Als Beispiel: Wie geht es Ihnen nach der Fallbesprechung?

Voraussetzung für eine erfolgreiche Fallbesprechung ist eine *wertschätzende, gleichberechtigte und konstruktive Zusammenarbeit aller Teilnehmer.* Alle müssen sich dazu verpflichten, die Beratungsinhalte vertraulich zu behandeln. Der für die Fallbesprechung vorher festgelegte Rahmen (Ablauf, Dauer) sollte möglichst eingehalten werden. In ethischen Fallbesprechungen wird in einer multiprofessionell zusammengesetzten Gruppe eine verbindliche Antwort auf ethische Fragen zu Problem- und Konfliktsituationen bei der Behandlung von Patienten gesucht.

12.5 Stegreifspiel und Rollenspiel

Beim Stegreiftheater spielen Schauspieler „aus dem Stegreif" Szenen. In England haben die Schauspieler zur Zeit Shakespeares Theater aus dem Stegreif gespielt. Sie variierten das Spiel und die Texte nach eigener oder des Publikums Stimmung. Shakespeare nannte dieses Theater Stegreifspiel. Stegreif ist eine veraltete Bezeichnung für den Steigbügel eines Pferdesattels. Im Mittelalter überbrachten Boten Nachrichten des Herrschers an seine Untertanen; zum Ausrufen stellten sie sich auf dem Marktplatz in die Steigbügel des Sattels. Aus dem Stegreif etwas vorzutragen meint, „etwas vorzutragen, ohne vom Pferd zu steigen". Das bedeutet bis heute: Etwas ohne Vorbereitung, ohne langes Überlegen zu tun oder vorzutragen, also zu improvisieren.

Zur gesunden Entwicklung eines Kindes gehört es zu spielen. Spielend entdecken Kinder die Welt und probieren den Umgang mit ihr aus. Beliebt sind Stegreifspiele. Darin werden *Eigen- und Fremdrollen in angenommenen oder erlebten Situationen gespielt.* Die Spiele sind ohne Vorgaben, entwickeln sich frei und kreativ, abhängig von den Mitspielern und deren Zusammenspiel.

Nicht nur Kinder improvisieren Spiele. Stegreifspiele werden seit vielen Jahren in der Psychotherapie, in der Pädagogik und in Kommunikationstrainings erfolgreich angewandt.[3] Gespielt wird in einer Gruppe, deren Teilnehmer bereit sind, sich auf improvisiertes Spielen von Szenen einzulassen. Erforderlich ist eine qualifizierte Anleitung und Abwicklung der Spiele durch einen Leiter, der aber selbst nicht mitspielt. Berufs- oder Laienschauspieler in Stegreif- oder Rollenspiel einzubeziehen, wie das zunehmend in der Ausbildung von Ärzten geschieht – z. B. für die Patientenrolle –, verhindert entscheidende Erfahrungen und Erkenntnisse durch die Übernahme der Patientenrolle. Gerade durch den Rollenwechsel wird gelernt!

Lernziele von Stegreifspielen sind: Kommunikative Kompetenz (Wahrnehmung komplexer Situationen, Rollenwechsel und -verständnis), Entscheidungsfähigkeit (Mut zu bewussten Entscheidungen), Kreativität (Vorstellungskraft stärken und Rollenflexibilität erweitern), Selbsterkenntnis (Erkenntnis der eigenen realistischen Möglichkeiten), Situationsbewusstsein (Wahrnehmen von Macht, Angst).

[3] Engelke 1981

Der Ablauf eines Stegreifspiels wird an dem unten aufgeführten Beispiel aufgezeigt: Thema ist das Vermitteln schlechter Nachrichten. (Ein Thema kann man nicht spielen. Man braucht eine Geschichte oder eine Szene zum Thema beziehungsweise zum Problem oder zur Aufgabe.)

Beispiel: Sie sind Stationsärztin einer Station in einer internistischen Abteilung. Auf Ihrer Station liegt seit drei Tagen Frau Riemann. Da sie seit einigen Monaten immer wieder Magenschmerzen, kaum noch Appetit und zuletzt auch stark abgenommen hat, hat ihr Hausarzt sie zur Abklärung in die Klinik überwiesen. Frau Riemann ist 77 Jahre alt, hat zwei Töchter und ist seit 5 Jahren verwitwet. Seit dem Tod ihres Ehemannes lebt sie bei ihrer ältesten Tochter, Frau Groß, 50 Jahre alt, und deren Ehemann, Herrn Groß, 52 Jahre alt. Das Ehepaar Groß führt eine Tankstelle und hat einen Sohn, Peter, 22 Jahre alt. Alle drei haben Frau Riemann sehr gern, hängen an ihr und sind auf Station gekommen, um zusammen mit Frau Riemann von Ihnen das Ergebnis der Untersuchung zu erfahren. Sie haben sich deswegen für heute Nachmittag in Ihrem Dienstzimmer mit Frau Riemann und der Familie Groß verabredet.

Zu der jüngeren Tochter, Frau Grau, 48 Jahre, und deren Familie besteht auf Grund von Erbschaftsstreitigkeiten nach dem Tode von Herrn Riemann kein Kontakt mehr. Das hat Ihnen Frau Riemann mit Tränen in den Augen beim Aufnahmegespräch geklagt.

Die Untersuchungen haben ergeben, dass Frau Riemann ein inoperables Magenkarzinom hat.

Das Aufklärungsgespräch mit Frau Riemann und ihrer Familie ist in einem Stegreifspiel zu spielen.

- Die Spielgruppe wird zusammengesetzt. Die Gruppe legt die Rollen fest und die Gruppenmitglieder wählen aus, welche Rollen sie spielen wollen. Eventuell werden auch Rollen zugewiesen.
- Gespielt werden können Personen und auch Tiere, Pflanzen, Bilder, Geräte, Krankheiten, Gefühle. Beispiel: Die Spielgruppe besteht aus fünf Teilnehmern. Sie wählen für sich als Rollen: Arzt, Patientin, Tochter mit Ehemann, Enkelsohn.
- Die Spieler übernehmen ihre Rollen, rollen sich in ihre Rolle ein und sprechen im Präsens, in der Ichform und möglichst konkret von sich. Man orientiert sich an der Geschichte, kann aber auch improvisieren.
- Der Ablauf des Spiels wird besprochen. Beispiel die Patientin: „Ich bin Frau Riemann, 77 Jahre alt, habe zwei Töchter und bin seit 5 Jahren verwitwet usw."
- Die Spieler bauen zusammen die Bühne (Stühle Tisch, Liege) auf und erläutern für die Zuschauer die Einrichtung. Mit dem Aufbau der Bühne beginnt die Imagination der Szene. Beispiel: Im Arztzimmer stehen ein runder Tisch mit 5 Stühlen für Besprechungen und ein Schreibtisch mit einem Computer.
- Das Spiel beginnt damit, dass die Gruppe Zeit und Ort des Spiels nennt und sich die Mitspieler in ihren Rollen vorstellen. Danach spielt die Gruppe die Szene nach. Ein gut vorbereitetes Spiel dauert etwa 20 Minuten. Beispiel: Es ist 16 Uhr an einem Dienstagnachmittag im Arztzimmer. Ich bin Frau Riemann, 77 Jahre alt usw. Danach läuft das Spiel.
- Wenn die Szene durchgespielt ist, bleiben die Spieler in ihrer Rolle und teilen mit, was sie in der Rolle erleben und erlebt haben (Rollenfeedback). Beispiel: In meiner Rolle als Tochter habe ich bei der Diagnose nur an mich gedacht und nicht an meine Mutter. Das erschreckt mich usw.

- Der Leiter übernimmt das Ausrollen der Spieler. Sie sollen ihre Rolle verlassen und in ihre Wirklichkeit zurückkehren. Drei Fragen an sie können dabei hilfreich sein: Was möchten Sie auf der Bühne zurücklassen? Was nehmen Sie für sich aus der Szene mit? Wohin gehen Sie jetzt nach dem Spiel? Beispiel: Die Darstellerin der Patientin möchte den Krebs nicht mitnehmen. Sie nimmt mit, dass sie dem Arzt nicht mehr zugehört hat, nachdem er die Diagnose gesagt hatte. Und sie möchte zu ihrem Mann und ihm von ihrer Erfahrung erzählen.

Nach einer Pause kann das Spiel aufbereitet werden, z. B. durch eine Prozessanalyse oder das Üben von Verhaltens- und Handlungsalternativen.

Literaturverzeichnis

Abt-Zegelin A. Sprache und Pflege. Zur Lage in den Pflegeberufen. In: Ingensiep W, Rehbock T (Hrsg.). Die rechten Worte finden … Sprache und Sinn in Grenzsituationen des Lebens. Würzburg: Königshausen & Neumann, 2009. S. 247–258.

Albom M. Dienstags bei Morrie. Die Lehre eines Lebens. München: Goldmann, 2002.

Allhoff D-W, Allhoff W. Rhetorik & Kommunikation – Ein Lehr- und Übungsbuch. 17. A. München: Reinhardt, 2016.

Arnim von G. Das Leben ist ein vorübergehender Zustand. Hamburg: Rowohlt, 2021.

Auhagen AE, Bierhoff H-W (Hrsg.). Angewandte Sozialpsychologie. Das Praxishandbuch. Weinheim: Beltz, 2003.

Bausewein C, Roller S, Voltz R (Hrsg.). Leitfaden Palliative Care. München: Elsevier, 2011.

Becker-Kontio M, Kimmig-Pfeiffer A, Schwennbeck ML et al. Supervision und Organisationsberatung im Krankenhaus: Erfahrungen – Analysen – Konzepte. Weinheim: Juventa, 2004.

Belardi N. Supervision und Coaching. Freiburg i. Br.: Lambertus, 2020.

Bergner TMH. Wie geht's uns denn? Ärztliche Kommunikation optimieren. Stuttgart: Schattauer, 2009.

Bodenheimer AR. Warum? Von der Obszönität des Fragens. Stuttgart: Reclam, 1984.

Chast R. Können wir nicht über was anderes reden. Reinbek: Rowohlt, 2015.

Clausewitz C von. Vom Kriege. Auswahl. Hrsg.: U. Marwedel. Stuttgart. Reclam, 1980.

Deutsche Akademie für Sprache und Dichtung, Union der deutschen Akademien der Wissenschaften (Hrsg.) Vielfalt und Einheit der deutschen Sprache. Zweiter Bericht zur Lage der deutschen Sprache. München: Stauffenberg, 2017.

Dudenredaktion (Hrsg.). Duden – Das Herkunftswörterbuch: Etymologie der deutschen Sprache. 3. A. Berlin: Dudenverlag, 2001

Egbert S. Aspekte der Sozialisation zum Arzt: Eine empirische Studie über Auswirkungen der praktischen Makroanatomie auf Medizinstudierende und deren Einstellung zu Sterben und Tod. Dissertation. Gießen: Universität Gießen, 2005.

Elias N. Engagement und Distanzierung. Arbeiten zur Wissenssoziologie I. Frankfurt a. M.: Suhrkamp, 1990.

Emmerling P. Ärztliche Kommunikation. 2. A. Stuttgart: Thieme, 2019.

Engelke E (Hrsg.). Psychodrama in der Praxis. Anwendung in Therapie, Beratung und Sozialarbeit. München: Pfeiffer, 1981.

Engelke E. Gegen die Einsamkeit Sterbenskranker. Wie Kommunikation gelingen kann. Freiburg i. Br.: Lambertus, 2012.

Engelke E. Die Wahrheit über das Sterben. 2. A. Reinbek: Rowohlt, 2020.

Esterházy P. Bauchspeicheldrüsentagebuch. München: Hanser, 2017.

Fisher R, Ury W, Patton B. Das Harvard-Konzept. Der Klassiker der Verhandlungstechnik. Frankfurt a. M.: Campus, 2016.

Frindte W. Einführung in die Kommunikationspsychologie. Weinheim: Beltz, 2001.

Frisch M. Fragebogen. 19. A. Frankfurt a. M.: Suhrkamp, 1998.

Geisler L. Arzt und Patient – Begegnung im Gespräch. Wirklichkeit und Wege. 5. A. Frankfurt a. M.: pmi, 2008.

Gernhardt R. Später Spagat. Gedichte. Frankfurt a. M.: Fischer, 2006.

Glaser BG, Strauss A. Interaktion mit Sterbenden. Beobachtungen für Ärzte, Schwestern, Seelsorger und Angehörige. Göttingen: Vandenhoeck & Ruprecht, 1974.

Glasl F. Konfliktmanagement. Ein Handbuch für Führungskräfte, Beraterinnen und Berater. 7. A. Bern: Haupt, 2004.

Gottschling S. Übers Sterben reden. Wie Kommunikation in schwierigen Situationen gelingt. Frankfurt a. M.: Fischer, 2019.

Greenhalgh T, Hurwitz B (Hrsg.). Narrative-based Medicine – Sprechende Medizin. Dialog und Diskurs im klinischen Alltag. Bern: Hogrefe, 2005.

Husebø S, Klaschik E. Palliativmedizin. Praktische Einführung in Schmerztherapie, Ethik und Kommunikation. 3. A. Heidelberg: Springer, 2003.

Ilkilic I. Begegnung und Umgang mit muslimischen Patienten. Eine Handreichung für die Gesundheitsberufe. Bochum: Zentrum für Medizinische Ethik, 2005.

Ingensiep W, Rehbock T (Hrsg.). „Die rechten Worte finden …" Sprache und Sinn in Grenzsituationen des Lebens. Würzburg: Königshausen & Neumann, 2009.

Invernizzi F. Arzt-Patienten-Verhältnis. Eine gelungene Kommunikation stärkt die Zufriedenheit. In: Forschung & Lehre vom 15.10.2018. Unter: www.forschung-und-lehre.de/zeitfragen/eine-gelungene-kommunikation-staerkt-die-zufriedenheit-1104 (letzter Zugriff: 19.5.21)

Karenberg A. Fachsprache Medizin im Schnellkurs. Für Studium und Berufspraxis. 3. A. Stuttgart: Schattauer, 2011.

Kast V. Trauern. Phasen und Chancen des psychischen Prozesses. Stuttgart: Kreuz, 1982.

Klein W. Die Vielfalt der deutschen Sprache. In: Deutsche Akademie für Sprache und Dichtung/Union der deutschen Akademien der Wissenschaften (Hrsg.). Vielfalt und Einheit der deutschen Sprache. Zweiter Bericht zur Lage der deutschen Sprache. München: Stauffenberg; 2017. S. 15–52.

Küçük F. Rituelle Begleitung sterbender Muslime. In: Soziale Arbeit 2005; 4: 142–148.

Lamont EB, Christakis N. Prognostic Disclosure to Patients with Cancer near the End of Life. In: American College of Physicians-American Society of Internal Medicine 2001: 1096–1105.

Leinemann J. Das Leben ist der Ernstfall. Hamburg: Hoffmann und Campe, 2009.

Lugton J. Communicating with Dying People and Their Relatives. Oxford: Radcliffe Medical Press, 2002.

Meyer R. Lebenserwartung: Ärzte leben länger, begehen aber häufiger Selbstmord. In: Deutsches Ärzteblatt 2019; 11: 28.

Müller W, Scheuermann U (Hrsg.). Praxis Krisenintervention. Ein Handbuch für helfende Berufe: Psychologen, Ärzte, Sozialpädagogen, Pflege- und Rettungskräfte. Stuttgart: Kohlhammer, 2004.

Myerscough PF, Ford M. Kommunikation mit Patienten. Bern: Hans Huber, 2001.

Noll P. Diktate über Sterben und Tod. Mit der Totenrede von Max Frisch. München: Piper, 2005.

Picardie R. Es wird mir fehlen, das Leben. Reinbek: Rowohlt, 2007.

Piper H-C. Gespräche mit Sterbenden. Göttingen: Vandenhoeck & Ruprecht, 1977.

Piper H-C. Kranksein – Erleben und Lernen. Göttingen: Vandenhoeck & Ruprecht, 1999.

Prest APL. Die Sprache der Sterbenden. Göttingen: Vandenhoeck & Ruprecht, 1970.

Rössler B. Autonomie. Ein Versuch über das gelungene Leben. Berlin: Suhrkamp, 2017.

Rogers CR. Klientenzentrierte Psychotherapie. In: Corsini CR (Hrsg.). Handbuch der Psychotherapie, Band 1. Weinheim: Beltz, 1983. S. 471–512.

Rogers CR. Die klientenzentrierte Gesprächspsychotherapie. München: Fischer, 1986.

Saake I, Nassehi A, Mayr K. Gegenwarten von Sterbenden. Eine Kritik des Paradigmas vom „bewussten" Sterben. In: Köln Z Soziol 2019; 71: 27–52.

Saunders C, Summers DH, Teller N. Hospice: The Living Idea. London: WB Saunders, 1981.

Scheuring H. Der Trauer Worte geben. Über den Tod und das Abschiednehmen. Würzburg: Echter, 2015.

Schiffter R. Der Arzt im Krankenbett. Ein Plädoyer für mehr Menschlichkeit im Krankenhaus, „trotz Finanznot und Wirtschaftskrise". In: Deutsches Ärzteblatt 2005; 47 (102): 2558–2561.

Schlingensief C. So schön wie hier kanns im Himmel gar nicht sein. Tagebuch einer Krebserkrankung. München: btb, 2010.

Schmeling-Kludas C. Die Kommunikation mit Schwerstkranken und ihren Angehörigen. In: Koch U, Lang K, Mehnert M et al. (Hrsg.): Die Begleitung schwer kranker und sterbender Menschen. Stuttgart: Schattauer, 2006. S. 31–52

Schneider W. Die Sprache ist eine Waffe. In: Die ZEIT: Wie Sie besser schreiben. Eine deutsche Stilkunde. 10.5.2012. S. 4f.

Schulz S, Hecker F, Einsle F et al. Gehen wir Ärzte gut mit unserer eigenen Gesundheit um? Unter: www.doctors.today/a/gehen-wir-aerzte-gut-mit-unserer-eigenen-gesundheit-um-1717138 (letzter Zugriff: 4.5.2021).

Schulz von Thun F. Miteinander reden, Band 1. Störungen und Klärungen. Allgemeine Psychologie der Kommunikation. Reinbek: Rowohlt, 2005.

Schweickhardt A, Fritzsche K. Kursbuch ärztliche Kommunikation. Grundlagen und Fallbeispiele aus Klinik und Praxis. Köln: Deutscher Ärzteverlag, 2007.

Solschenizyn A: Krebsstation, Band I und II. Neuwied: Luchterhand, 1968.

Sonneck G. Krisenintervention und Suizidverhütung. Wien: Facultas, 2000.

Spiegel Y. Der Prozeß des Trauerns. Analyse und Beratung. München: Chr. Kaiser, 1973.

Steinfeld T. Der Sprachverführer. Die deutsche Sprache: was sie ist, was sie kann. München: Hanser, 2010.

Stolberg M. Die Geschichte der Palliativmedizin. Medizinische Sterbebegleitung von 1500 bis heute. Frankfurt a. M.: Mabuse, 2011.
Tolstoi L. Der Tod des Iwan Iljitsch. In: Tolstoi, L: Erzählungen. Stuttgart: Reclam, 1992.
Wander M. Leben wär' eine prima Alternative. Tagebücher und Briefe. Frankfurt a .M.: Suhrkamp, 2009.
Watzlawick P, Beavin JH, Jackson D. Menschliche Kommunikation. Formen, Störungen, Paradoxien. 4. A. Bern: Hans Huber, 1974.
Watzlawick P, Weakland JH, Fisch R. Lösungen. Zur Theorie und Praxis menschlichen Wandels. Bern: Hans Huber, 1975.
Wesuls R, Heinzmann T, Brinker L. Professionelles Deeskalationsmanagement. Stuttgart: Unfallkasse Baden-Württemberg, 2005.
Yalom ID. Der Panama-Hut oder Was einen guten Therapeuten ausmacht. München: btb, 2002.
Zimbardo PG, Gerrig RJ. Psychologie. 16. A. München: Pearson Studium, 2004.
Zorn F. Mars. Frankfurt a. M.: Fischer, 2010.